中野敬子著

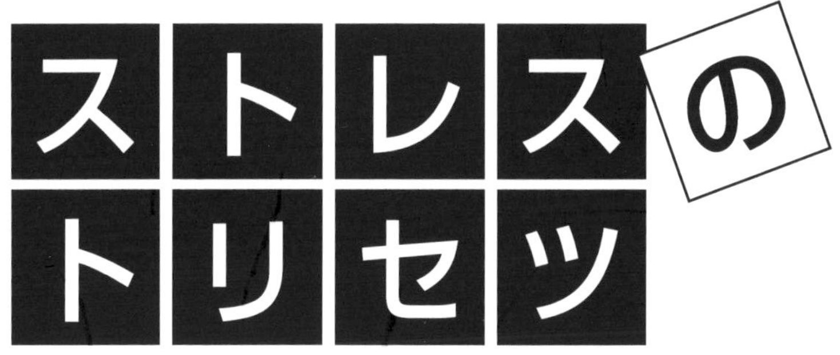

（取扱説明書）

――自分でできる認知行動療法――

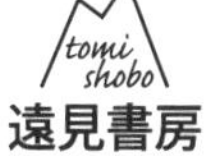

遠見書房

本書に掲載されているストレス・チェック表などの質問票のうち，HPマークついているものは，遠見書房のホームページ（http://tomishobo.com/test/ques_menu.html）で自動計算できるようになっています。ご利用ください。

この本の用い方と有効なレッスン法

この本は，一人でストレス対処法を実行できるように書かれています。まず，「ストレス・チェック　あなたのストレス度は？」を読んでください。ストレス・チェックのセクションは，すべてのレッスンの基本となる内容です。ストレス一般について知ることができるだけでなく，あなた自身のストレス状態を知ることができます。ストレスの原因となる出来事をどの程度体験しているか，心や体の健康状態はどうか，詳しく自己診断することができます。次には，自己診断に基づいて，どのレッスンが自分にとって最も有用なものであるかチェック表を用いて，判断することもできます。

レッスン 1 からレッスン 12 まで順を追って読む必要はありません。どこから読んでも，そのレッスンで用いるストレス対処法を身に付けることができるように書かれています。

ストレスを強く感じている方は，読むだけでなく，自分に必要なストレス対処法を，何回か練習し，実行してみてください。必ず，効果が現れてきます。面倒くさがりやの方は，誰かと一緒にストレス対処法を試してみてください。

ストレス度自己診断で，ストレスとなる出来事があまりない方，ストレスを感じておらず，心身ともに健康な方も，ストレスとストレス対処の心理学についての読み物として興味深く読んでいただけるように，いろいろな人のストレス状況を紹介して対処方法を学べるように工夫をしてあります。

目　次

第2部　人間関係をストレスにしない

第3部　なりたい自分になる

第4部　考え方を変えて楽に生きる

第5部　良い人間関係はストレス解消にやくだつ

ストレスのトリセツ

§ストレス・チェック：レッスンの前に

あなたのストレス度は？

ストレスという言葉を耳にしたり，目にしたりしない日はないほど，ごく日常的にマスメディア等で用いられています。ストレスが，精神的，身体的健康に影響を及ぼすことは誰でも知っています。ストレスは誰もが毎日のように経験し，避けることはできません。何か生活に新しいことや変化があると，人はストレスを経験します。では，ストレスとはどのようなものでしょう。

次にあげることがストレスであるか否か○か×で答えてください。

対人関係のもめごと	[　　]
仕事のプレッシャー	[　　]
毎日の忙しさ	[　　]
新居への引越し	[　　]
恋人ができる	[　　]
不快	[　　]
怒り	[　　]
心配	[　　]
気分の落ち込み	[　　]
疲労感	[　　]
身体の具合の悪さ	[　　]

実は，上述の項目すべてがストレスをよく説明しているのです。なので，すべて○が正解です。好ましくない出来事，好ましい出来事，気持ち，思考，精神状態，身体の状態と異なった要素があげられていて，戸惑いを感じたかもしれません。ストレス学者のクーパーによればストレスは総合的過程であって，ある出来事をプレッシャーと感じ，そのために精神的あるいは身体的ストレス反応が起き

るといった一連の過程と考えます。精神的・身体的ストレス反応には，ストレスとなる出来事であるストレッサーだけでなく，個人を取り巻く環境，パーソナリティ（人格），行動様式など複数の要因が影響を及ぼします。さらに，「総合的ストレス過程」においては，個人のストレッサーに対する認識（感じ方，考え方）がストレス反応に大きな影響を及ぼすと考えます。

ストレッサーとなる出来事を，チャレンジ，転機の良いチャンス，面白いなどと考える人は，活発に活動し，生き生きと過ごせます。一方，同じ出来事でもプレッシャーを感じ，重荷だ，面倒なことになってしまったなどと考える人は，胃が痛くなったり，不安を感じたりします。つまり，ストレッサーの存在そのものだけでなく，その出来事をストレッサーだとする認識もストレス反応の原因となります。ストレスに対して適切に対処し，上手く付き合って行くためには，ストレスについて知っておくことが大切です。

ストレスの原因となる出来事（ストレッサー）

〈ストレッサーとしてのライフイベント〉

ストレスとなる出来事であるストレッサーは，職場，学校，家庭，対人関係などさまざまな環境に存在し，私たちの健康に影響を及ぼしています。心理学者のホームズは人生に起こるさまざまな出来事とストレス過程との関係について研究し，病気になる前に患者が人生における大きな変化であるストレッサーを経験していることを明らかにしました。この人生における大きな変化は，ライフイベントと名付けられました。ストレスと関係が深いと考えられるライフイベントは，大切な人の死，失業などの悪い出来事だけでなく，結婚，出産，就職などのおめでたい出来事も含まれています。

ライフイベントは良いにつけ悪いにつけ，精神および身体のバランスを崩すため，再調整が必要となります。再調整にはエネルギーが必要であり，短期間に多くのライフイベントを経験すると，体や心の病気になる危険率が高くなると考えられています。

あなたがこの１年間どのようなライフイベントを経験したか次の

質問に答えてください。

次の出来事でこの１年間に経験した回数を記入してください。

ライフイベント	生活変化指数(N)	経験した回数	＝回数×N
自分のけがや病気	53		
家族の健康状態の変化	44		
肉親の死	63		
配偶者の死	100		
親しい友人の死	37		
子どもが家を離れる	29		
家族がふえる	39		
姻戚とのトラブル	29		
配偶者との別居	65		
妊娠	40		
結婚	50		
離婚	73		
上司とのトラブル	23		
職場での責任の変化	29		
労働条件の変化	20		
転職	36		
失業	47		
回数×Ｎの合計			

質問のとなりにあるＮの欄の数字は，生活変化指数です。経験したライフイベントの回数と生活変化指数とかけ合わせ，さらにその点数を合計してください。合計点が300以上であれば，健康上の問題が起きる危険性がかなり高いと言えます。150から300の間の生活変化を経験している場合も体調を崩す可能性があるので，要注意です。

〈ストレッサーとしてのハッスル〉

人生における主要な出来事であるライフイベントだけがストレッサーとなるわけではなく，日常生活の厄介な出来事もストレッサーとなります。ラザルスは，腹立たしい，葛藤を引き起こす日常生活に経験するストレッサーをハッスルと名づけ，ハッスルが精神症状と関係が深いことを示しました。

あなたがこの３カ月どのようなハッスルを経験したか明らかにするために，次の質問に答えてください。 HP

次にあげた出来事を，前の月３カ月間に体験したか否かを回答してください。さらに，経験した出来事に対しては，苦労した程度を３段階で回答します。体験しなかった場合は０，多少苦労した場合には１，苦労した場合は２，かなり苦労した場合は３と回答してください。

1．物が見つからなかったり，なくしたりした　０・１・２・３
2．近所とのもめごとがあった　０・１・２・３
3．家族の健康に不安があった　０・１・２・３
4．ほしい物を買うのに十分なお金がなかった　０・１・２・３
5．クレジットの支払いが大変であった　０・１・２・３
6．両親または子どもへの送金が大変であった　０・１・２・３
7．生活費を切り詰める必要があった　０・１・２・３
8．食事の支度が重荷であった　０・１・２・３
9．決断を下すことがなかなかできなかった　０・１・２・３
10．友達との間にもめごとがあった　０・１・２・３
11．仕事関係の人たちとの間にトラブルがあった　０・１・２・３
12．家の修理が必要になった　０・１・２・３
13．ばかばかしい失敗をした　０・１・２・３
14．思ったことが言えなかった　０・１・２・３
15．病気の治療や服薬について心配した　０・１・２・３
16．気力や体力に限界を感じた　０・１・２・３
17．人に利用された　０・１・２・３
18．睡眠や休養が十分に取れなかった　０・１・２・３
19．両親または自分の老後について考えなければならなかった　０・１・２・３
20．子どもの問題で頭を悩ました　０・１・２・３
21．配偶者または恋人との間にもめごとがあった　０・１・２・３

22. しなければならないことが多すぎた　0・1・2・3
23. 出席する会合が多すぎた　0・1・2・3
24. 陰口を言われた　0・1・2・3
25. 過去の決断について後悔した　0・1・2・3
26. いやな夢をよく見た　0・1・2・3
27. 家族と過ごす十分な時間がとれなかった　0・1・2・3
28. 通勤が大変であった　0・1・2・3
29. 買い物が大変であった　0・1・2・3
30. レジャーのために十分な時間がとれなかった　0・1・2・3

合計点を計算してください。　合計＿＿＿＿＿

20 以上　日常生活において厄介な出来事が多いと感じていて，健康を害する可能性がります。ぜひともレッスンを実行してください。

19～15　日常生活において厄介な出来事がやや多いと感じているため，健康を害さないようにレッスンを行ってください。

14 以下　厄介な出来事を平均的な頻度で感じています。予防やより快適な生活を送るためにレッスンをお勧めします。

〈こころの内にあるストレッサー〉

ライフイベントやハッスルのような外的刺激のみがストレッサーとなるわけではなく，個人の心の内面にある葛藤もストレス反応の引き金となります。**葛藤**とは，個人の心理的内面における相反する意見，態度，同時に満足させることはできない要求です。多くの人が経験する葛藤は次のようなものです。人を信用していろいろなことを話し，共感を得たい一方で拒否されたり，裏切られたりして傷つきたくないと思う「**人への信頼と不信感**」，自分のことは自分でしたいと考えるが，大きな問題に直面すると頼りになる人に依存したくなる「**独立と依存の要求**」，自分には魅力があり，人から認めてもらえると感じる一方で，自分は人に比べて能力がなく，人から認められることなどないと考える「**自尊心と劣等感**」，自分には一生を賭けて成し遂げる人生の目的があり，その目的を達成するために必要な能力と気力を持っていると確信する一方で，将来にこれといった目標もなく，たとえ人生の目的があったとしてもそれを成し遂げる力はないと落胆する「達成への期待と無力感」，協調性は社会人として大切で，他人のことも考えなければいけないと考える一方で，社会で認められるためには他人と競争しなければならない「協調と競争」などが代表的な心の葛藤です。

精神的ストレス反応

これまで述べたさまざまなストレッサーは，不安，抑うつといった情緒的反応の引き金となります。これらの情緒反応が精神的ストレス反応で，心の病における精神症状の軽いものであり，長期にわたって精神的ストレス反応が続いていると心の病を発症することにもなりかねません。とくに，解消することが難しい強度の急性ストレッサーや慢性のストレッサーは，さまざまな精神的ストレス反応と関わりが深く，心の病の危険因子であると言えます。精神的ストレス反応にはさまざまな情緒的反応がありますが，ここでは，多くの人が経験する不安，怒り，抑うつ，燃え尽きについて自己診断していただきます。 HP

次の【1】から【4】にあげた気分をどの程度感じているか，あまり考え込まないで○を付けて下さい。

1：ぜんぜんない　2：時々ある　3：たびたびある

【1】

1．緊張し，神経過敏になっている　1・2・3
2．気が落ち着かずじっとしていられない　1・2・3
3．何か悪いことが起こりはしないか心配だ　1・2・3
4．興奮して，体が震えるような感じがする　1・2・3
5．何かにつけてくよくよする　1・2・3
6．些細なことにもイライラする　1・2・3
7．気がピンと張りつめて，気が休まらない　1・2・3
8．すぐに決心がつかずためらうようになった　1・2・3
9．問題が後から後から出てきて，焦りを感じる　1・2・3
10．自信がないと感じる　1・2・3

【2】

1．ひどく腹が立つと物を壊したくなる　1・2・3
2．欲求不満になるといらだちが顔に出る　1・2・3
3．怒りの感情が今にも爆発しそうに感じる　1・2・3
4．人から短気だと思われている　1・2・3
5．時々理由もなしにカッとなる　1・2・3
6．自分の気持ちをコントロールすることが困難である　1・2・3
7．自分の嫉妬心に悩まされる　1・2・3
8．世間から不当な扱いをされていると感じている　1・2・3
9．他人ばかり運がよいように思える　1・2・3
10．なぜつらい思いをするのだろうと考える　1・2・3

【3】
1．死ぬことを考えている　1・2・3
2．食欲がない　1・2・3
3．すぐに涙が出る　1・2・3
4．いろいろなことに興味がなくなった　1・2・3
5．自分を責めることが多い　1・2・3
6．孤独を感じる　1・2・3
7．憂うつである　1・2・3
8．将来に希望が持てない　1・2・3
9．人に指示してもらわないと行動できない　1・2・3
10．寝つけなかったり，夜中に目が覚めたりする　1・2・3

【4】
1．相手に対して関心や気づかいがなくなった　1・2・3
2．突き放した機械的態度で相手に接する　1・2・3
3．仕事に対して張り合いがなく，悲観的に考える　1・2・3
4．仕事に意欲がなく，努力する気になれない　1・2・3
5．同僚に対して冷淡で否定的態度をとるようになった　1・2・3
6．仕事における自分の快適性や利益ばかりに関心がある　1・2・3
7．失敗を相手やシステムのせいにするようになった　1・2・3
8．変化に対応することが難しく，抵抗している　1・2・3
9．柔軟性が欠如してきていると感じる　1・2・3
10．想像力の低下を感じる　1・2・3

〈不　　安〉

先ほど回答した【1】の質問が，不安に関するものです。

不安は，すべての人がたびたび体験する感覚で，じっと座っていることができないほど落ち着かない，不快で，漠然とした気分に特徴づけられます。不安は不明瞭な対象に抱く反応で，いらいら，緊張感，集中困難，過呼吸，動悸，口の渇き，吐き気，筋肉の緊張や痛みなどを伴います。不安感情の高まりが低い場合は，集中力や注意力を高め，不安を引き起こした問題に集中して解決しようとする意欲を掻き立てる役割を果たします。しかし，不安感情が高まるにつれて，状況についての判断力が歪み，広い視野から物事を見ることができなくなります。不安感がピークに達すると集中できなくなり，著しい不快感に襲われ，現実の認識や判断にゆがみを生じさせます。

不安症状の原因には多くの要因がありますが，ストレッサーを自己の保全を脅かすものとして認識し，危険を察知すると不安感が生じるとされています。【1】の合計点を計算してください。19点以上であれば，要注意です。23頁のチェック表に従って，ストレス対処法のレッスンを実行してください。

〈怒　　り〉

先ほど回答した【2】の質問が，怒りに関するものです。

ストレス状況においてよく見られる精神的反応は怒りです。道路で行きずりの人を刺し殺した男の事件などがありますが，このような暴力による怒りの表現はニュースになるほどであり，頻繁に見られることではありません。怒りは身体的行動よりも言葉で表現されることが多く，殴り合いになることは珍しく，口論，怒鳴り合い，侮辱や嫌がらせの応酬を良く見かけます。

怒りは対象へ直接的に向けられず，他の対象に向けられることもあります。怒りの対象が自分より強いものである場合，対象が必ずしも明らかでない場合には，置き換え攻撃行動となって表現され，弱い者や反撃しない物が対象とされます。会社での不満から妻子に暴力を振るったり，いじめに遭っている子が母親に暴言を吐いたり，小動物が傷つけられたり，植え込みの花を傘でたたいたりなどが例にあげられます。

直接的にせよ間接的にせよ，怒りは周囲の人間をも巻き込むストレッサーに対する反応であるとともに，自分の健康に害を及ぼし，慢性化しやすいことも報告されています。【2】の合計点を計算してください。**17点以上であれば，要注意です。**23頁のチェック表に従って，ストレス対処法のレッスンを実行してください。

〈**抑うつ**〉

先ほど回答した【3】の質問が，**抑うつ**に関するものです。

抑うつ状態は，強い悲しみ，憂うつな気分，落胆，空虚，希望のなさ，無力感に特徴づけられます。大きな失敗，大切な人の死，悲劇的な出来事に直面したときに，このような抑うつ感情を抱くことは極めて自然なことです。しかし，抑うつ的感情を抱き続け，あるいはすべてのことに興味や関心がなくなり，その状態が2週間以上続いた場合には特別な対応が必要となります。

抑うつ症状は特殊な精神身体的な状態ではなく，人口の約15%の人が一生のうち1度は経験するとされています。男性よりも女性に多く見られ，約2倍から3倍，発症すると報告されています。気候に左右されることもあり，日照時間の短いどんよりとした冬に発症しやすいとされています。日光に当たれないことがストレッサーとなり，憂うつ，興味や関心の減退，高カロリーの食物や甘いものの摂取量が増加する傾向が認められます。また，12歳以前に心的外傷となる出来事（親の死亡，離婚，その他の自尊心の育成を脅かす出来事）を経験した人は，その後の喪失や自尊心を傷つけられる出来事の体験により，抑うつ感情を抱きやすいことも指摘されています。

抑うつ症状には多くの要因が関与していますが，ストレッサーが原因であることは多くの研究により明らかになっています。【3】の合計点を計算してください。**18点以上であれば，要注意です。**23頁のチェック表に従って，ストレス対処法のレッスンを実行してください。

〈燃え尽き〉

先ほど回答した【4】の質問が，燃え尽きに関するものです。

燃え尽きとは，教師，医師，看護師，カウンセラー，ソーシャル・ワーカー，保育士，介護士などの対人援助専門職によく見られる精神的状態です。これらの職業だけでなく，強いストレス状態に置かれる職業やある期間，著しい職務上のストレッサーにさらされた場合に発生するとされています。

職場において身体的，精神的エネルギーを著しく消耗しながら献身的に努力した結果にもかかわらず，期待した結果が得られず，その労力に比較して満足感や成功体験が少ない状態を経験すると，仕事への嫌悪，疲労感をいだき，意欲の低下，無関心，思いやりの喪失が見られるようになります。社会や自分によって課せられた非現実的な期待に応えようとして，疲れ果ててしまう，このような職業的ストレスにおける極度の心身の疲労と感情の枯渇状態が「燃え尽き」とされています。

燃え尽き症候群にかかりやすい人には，長時間勤務する，毎日のように仕事を家に持ち帰る，一人でやり残した仕事を抱え込む，仕事を残すことへ不安や罪悪感を抱くといった仕事に対する献身的態度が見られます。

さらに，私生活でストレス状況にあると仕事においてもストレスを抱きやすくなり，燃え尽き状態になりやすいとされています。【4】の合計点を計算してください。17点以上であれば，要注意です。ストレス・チェックの最後のチェック表（23頁）に従って，ストレス対処法のレッスンを実行してください。

身体的ストレス反応

ストレッサーにより精神的ストレス反応だけでなく，身体的ストレス反応も引き起こされます。ある出来事がストレッサーとして受け止められるには，その出来事が感覚器官を通して脳に伝達され，さらに神経および内分泌組織に伝達されます。神経や内分泌の活動が高まると，さまざまな影響が身体に及ぼされます。ただし，身体的ストレス反応とされる身体症状は，ストレッサーが原因ではなく，生理機能の障害が原因の病気である場合もあります。これから説明する症状に悩まされている場合，医療機関を受診して症状がストレスによるものであることを確認してください。 HP

次の項目について1から3で症状の起きる頻度を答えてください。
1：ぜんぜんない　2：時々ある　3：たびたびある

1．ひどく疲れる	1・2・3
2．背中が痛い	1・2・3
3．胃酸過多になる	1・2・3
4．動悸がする	1・2・3
5．下痢をする	1・2・3
6．足がつる	1・2・3
7．胃が痛い	1・2・3
8．便秘をする	1・2・3
9．頻尿になる	1・2・3
10．手に汗をかく	1・2・3
11．頭痛がする	1・2・3
12．口が渇く	1・2・3
13．手が震える	1・2・3
14．めまいがする	1・2・3
15．肩がこる	1・2・3
16．口内炎ができる	1・2・3
17．消化不良になる	1・2・3
18．胸焼けがする	1・2・3
19．顔がほてる	1・2・3
20．吐き気がする	1・2・3

合計点を計算してください。45点以上であれば，要注意です。最後のチェック表に従って，ストレス対処法のレッスンを実行してください。

なぜストレッサーが健康を害するのか

ストレスという専門用語を最初に用いた内分泌学者のセリエによれば，人は環境の変化に対して適切に反応することにより体内のバランスを維持しようとしますが，有害な刺激にさらされるとバランスが崩れた状態となります。ストレスとはバランスの崩れた，専門的には恒常性（ホメオスタシス）を維持できない状態のことで，ストレスは外界の刺激から脅かされた時に生じる全身反応です。動物が危険だと受け止める刺激に直面した時，危険と戦うために心臓は大量の血液により全身の筋肉に糖と酸素を送り，呼吸は増して酸素を取り入れ炭酸ガスを排出する活動性の高まった状態となります。この状態は生理学者のキャノンにより**闘争－敗走反応**と名づけられました。猫が外敵から身を守るために瞳孔を大きく見開き，息遣いを激しく，毛を逆立て威嚇する状態といえば，なるほどと思われるでしょう。

突然強いストレッサーに直面すると，ストレッサーへの対処のために精神的，身体的に身構え，糖，脂肪，たんぱく質などのエネルギー源をストレッサーへの対処に用いるために，消化活動は停止し，肝臓は過剰に働きます。循環器系は，血液とともに多くの酸素を脳などの臓器に送り，思考力や活動力を高め，神経系は環境の刺激に対して敏速に反応し，筋肉は収縮して活発に活動し，瞳孔は広がって状況をはっきりと捉えようとします。心臓，血管，呼吸，汗，瞳孔，胃腸などの働きを調整するのは自律神経系であり，交感神経と副交感神経があります。活動を高めるのが交感神経で，その高まりを元に戻して消化吸収などの働きを高めるのが副交感神経です。

「闘争か敗走か」の状態に直面すると交感神経系とホルモンの機能が活発になりますが，生態は体内のバランスを保ち，ホメオスタシスを維持しようとして副交感神経系の働きも活性化し，自律神経系および内分泌の調整が行われます。しかし，現代社会においては，野山で生活していた時と異なり，その場で戦うことや逃げることができないストレッサー（対人関係のもめごと，仕事のプレッシャーなど）が多く存在します。

このようなある期間経験し続けるストレッサーに対しても，人は「闘争か敗走か」の身構えた（猫なら毛を逆立てた）状態になります。この状態では，交感神経の働きが活発な状態が続き，身体を消耗させ，循環器系，筋肉組織，消化器系，免疫機能の不調を引き起こし，さまざまなストレス反応が起こり，健康を害すことになります。

〈ストレスと免疫機能〉

慢性的なストレッサーは，微生物，アレルゲン，他の物質の体外からの侵入を防ぎ，内生的な細胞の突然変異や組織の機能不全を防ぐ働きをする免疫機能にも影響を及ぼします。精神的ストレッサーとなる刺激は，大脳辺縁系，視床下部に伝達された後，下垂体，副腎皮質系あるいは自律神経系を介して，副腎，脾臓を含む免疫機能担当器官に達します。また免疫細胞から分泌されるサイトカインが神経・内分泌細胞に作用して体温調節，睡眠，食欲などの神経生理現象に影響を及ぼします。さらに，慢性的ストレッサーは，免疫機能に大切な働きをするビタミンＣやビタミンＢを破壊します。慢性的ストレッサーは，免疫機能における細胞の突然変異に対する見張り役としての機能を低下させ，突然変異を起こした細胞が増殖してがん細胞にまで発育します。

慢性的ストレッサーは免疫機能低下だけでなく，免疫機能の過剰な働きを促し，関節炎，潰瘍性大腸炎などを発症させます。免疫機能の過活動はアレルギーにも影響を及ぼしています。免疫反応においては，花粉，ハウスダスト，卵などの食物であるアレルゲンを身体に侵入する抗原とみなし，免疫機能からヒスタミンを生成し，侵入してきた抗原の活動を停止させ，無害なものにします。しかし，過剰な免疫反応では，組織を浮腫させ，粘液を分泌し，気道を締め付けます。結果として鼻水，鼻づまり，なみだ目，かゆみ，息苦しさ，さらに喘息といったアレルギー反応が起きてしまいます。

ストレッサー，精神的・身体的ストレス反応得点の用い方

ここまでにストレッサーとしてのライフイベントとハッスル，不安，怒り，抑うつ，燃え尽きといった精神的ストレス反応，身体的ストレス反応についての質問に回答し，それぞれの合計点を算出していただきました。この本は，ストレスについて理解していただく

とともに，自分のストレスの特徴を把握して，有効なストレス対処法を模索し，見出し，身に付けていただくことを目的としています。ライフイベント，ハッスル，不安，怒り，抑うつ，燃え尽きの合計点が高く，要注意だった方は，次頁のチェック表を用いて，自分に必要なストレス対処法のレッスンを選択して実行してください。ストレスには個人の人格，行動様式，考え方，感じ方が大きく影響します。同じようにストレスを強く感じていても，有効なストレス対処法は異なります。チェック表を用いると，あなたに今必要なストレス対処のレッスンがわかります。

例えば，ライフイベントをたくさん経験している方は，ライフイベントの行に＊印がついているレッスンを選択して実行してください。有効なストレス対処レッスンは1つではありません。それぞれの自己診断の得点の高かった方にとって，最も有効なレッスンには＊＊＊を付けてあります。より有効なレッスンには＊＊が付いています。参考のために読んで，試してみてはいかがかというレッスンには＊を付けておきました。

レッスン1からレッスン12までの中から，自分にあった有効なストレス対処法を見出していただき，身につけ，実行した後にもう一度，ライフイベント，ハッスル，不安，怒り，抑うつ，燃え尽き，身体的ストレス反応の質問に回答してください。得点が高かった質問に対する回答に変化が見られるはずです。

チェック表

	レッスン1	レッスン2	レッスン3	レッスン4	レッスン5	レッスン6	レッスン7	レッスン8	レッスン9	レッスン10	レッスン11	レッスン12
	リラクセーション(26頁)	問題解決（39頁）	タイムマネジメント(51頁)	社会的スキル(60頁)	対人強化（74頁）	自己強化（84頁）	モデリング・ロールプレイ(94頁)	思考停止法(108頁)	ベックの認知療法(113頁)	エリスの論理情動療法(124頁)	ソーシャルサポート(136頁)	社会的興味(141頁)
ライフイベント	＊＊	＊＊＊	＊＊	＊	＊	＊＊＊	＊	＊	＊	＊	＊＊	＊＊
ハッスル	＊＊	＊＊＊	＊＊＊	＊＊	＊＊	＊＊＊	＊＊	＊	＊	＊	＊＊	＊＊
不安	＊＊＊	＊	＊	＊＊＊	＊＊＊	＊＊	＊＊＊	＊＊＊	＊＊	＊＊	＊＊	＊＊
怒り	＊＊＊	＊	＊	＊	＊＊＊	＊＊	＊＊＊	＊＊＊	＊＊	＊＊＊	＊＊	＊＊
抑うつ	＊＊	＊	＊	＊＊＊	＊＊＊	＊＊	＊＊	＊＊	＊＊＊	＊＊＊	＊＊	＊
燃え尽き	＊＊	＊	＊＊＊	＊＊	＊＊	＊＊	＊＊＊	＊	＊＊＊	＊＊＊	＊＊	＊＊
身体ストレス反応	＊＊＊	＊	＊	＊	＊	＊＊	＊＊	＊	＊	＊	＊＊	＊＊

第1部
すぐにできるストレス対処法

レッスン1

ともかくリラックス
――リラクセーション

ストレスを感じていると心身ともに疲労感が強くなり，ゆったりとリラックスできなくなります。ストレスで緊張感，不安感，怒りなどの感情が高ぶっていて，感情のコントロールが上手にできなくなっている人には，リラクセーションが有効です。このような状態の人に対してだけでなく，抑うつ感が強い人，不眠，胃腸の不調，肩こり，腰痛，高血圧などに悩まされている人にとって，リラクセーションは誰にでもできて，どんな状況にも有効で，とても効果のあるストレス対処法です。

リラクセーション

リラクセーションは，特に不安，怒り，これらの感情に関連した自律神経系の反応，行動，思考様式に対するセルフ・コントロール能力を高める方法です。ストレッサーに直面して，心臓の鼓動が激しくなったり，胸が苦しくなったり，胃が痛んだり，血の気が引いたり，手足が震えたり，じっとしていられなかったり，思うように体が動かなかったり，気が散って考えがまとまらなかったり，心配でたまらなかったりなどの身体的および精神的なストレス反応を経験することがあります。このような状態において，リラクセーションは筋肉を弛緩させ，脈拍を落ち着かせ，血圧の上昇を正常範囲にまで戻し，発汗や呼吸を整えます。リラクセーションは，自律神経系の働きを整え，不安などの感情をコントロールする有効な手段です。

リラクセーション（弛緩訓練）は，精神科教授 ウォルピによって確立された「行動療法の鎮痛剤」とも言われる筋肉弛緩法です。筋肉を弛緩させて不安や緊張を和らげるこの方法は，喚起した状態を徐々に鎮めて行く方法で，暗示，意思の力，想像力などを用いる必要がない自動的なメカニズムを用いた方法です。リラクセーションは，不安を誘発する思考や出来事に対して人はまず筋肉を緊張させることで反応するという理論的根拠に基づいて訓練が行われます。ある出来事に直面して緊張すると筋肉や各種の臓器から不安と緊張感が中枢神経系に伝達されます。この伝達された刺激がスパイラル効果を生み出し，さらに緊張や不安感を高めます。この不安感が筋肉を緊張させ，筋肉の緊張がさらなる不安感を生み，またその不安感が筋肉を緊張させるといった伝達システムの**連鎖を断ち切る**ことにより，不安感を著しく減少させることができます。この連鎖を断ち切る方法として，筋肉の緊張を和らげるリラクセーションは有効な方法であると言えます。リラクセーション法により，ゆったりとした気分になると，より適切な方法で問題状況に対処することができるようになります。薬物に頼らずに鎮静剤と同様なリラックス状態を生み出す効果があることから，「行動療法の鎮痛剤」と呼ばれています。リラクセーションは，この技法単一で用いることができると同時に，他の行動療法の技法と組み合わせて用いることもできます。

〈リラクセーションの実行方法〉

筋肉を緊張させ，緊張感を解いて行き，筋肉を弛緩させてゆったりとした状態を取り戻すリラクセーションの手続きは，自動的に筋肉をゆったりとさせる方法も身に付けることができます。目，口，あご，首，腕，背中，肩，胸，おなか，下半身の弛緩を行います。

楽な姿勢で頭が支えられている状態で腰掛けるか，横になるか，してください。前述の 10 の筋肉部位を 5 秒から 7 秒ほど緊張させ，それから 20 秒から 30 秒間，緊張のない弛緩状態にして，ゆったりとリラックスさせます。次に示す方法で，目を閉じて実行します。リラクセーションをはじめましょう。

1．まず，目からはじめましょう。

目をかたく，かたくつぶります。まぶたの上も下も緊張させましょう。次は，目をゆっくり開けながら目の周りをゆったりさせて行きましょう。一番ゆったりさせたときがリラックスです。緊張とリラックスの違いをよく感じてください。

2．次は口です。

口を動かして笑い顔を作ってください。ほほと口をかたくして緊張してください。だんだんと口を緩めて，リラックスしましょう。緊張とリラックスの違いを覚えてください。

3．あごの練習です。

歯を食いしばってください。こめかみと顔の両側がかたくなって，緊張の状態になります。だんだんと歯をゆるめてリラックスしてください。緊張とリラックスの違いを覚えてください。

4．次は首です。

首をできるだけ後ろに曲げて，緊張を首に感じてください。強くかたく緊張を感じてください。頭を前にゆっくりと楽な位置にまで戻してください。ゆったりとした感覚を感じてください。

5．腕の練習です。

右手をまっすぐ，前に出してください。こぶしを握って腕全体をかたくしましょう。緊張の状態です。だんだんと腕の力を抜いて，肘を曲げながらゆっくりと手を下げて，リラックスしてください。緊張とリラックスの違いを感じてください。

左手も同じように練習してください。

6．今度は，背中です。

肘をついて背中を浮かせるようなつもりで，背中に力を入れましょう。緊張の状態です。ゆっくりと元に戻してリラックスしてください。緊張とリラックスの違いを感じてください。

7．次は肩です。

肩をすくめて，上げてください。緊張感してください。肩を下ろして，リラックス感を感じてください。リラックス感が深く肩に，そして背中の筋肉にまで広がるようにしましょう。

8．胸の練習です。

胸を引き締めましょう。胸を内側にぎゅっと丸めるような気持ちで，息を深く吸ってとめます。緊張です。だんだんと息を吐いてリラックスしましょう。緊張とリラックスの違いを覚えてください。

9．次はおなかです。

おなかをグイと引っ込めて板のようにかたくしましょう。緊張の状態です。だんだんと力をゆるめて，ゆっくりとリラックスして下ろしてください。緊張とリラックスの違いを感じてください。

10．下半身の練習です。

ウエストから下をかたく引き締めて，足を浮かすようなつもりで，足，お尻，おなかに力を入れましょう。緊張状態です。だんだんと力を抜いて，ゆったりとリラックスしてください。緊張とリラックスの違いを覚えてください。

11．深呼吸をしましょう。

深く息を吸ってしばらくとめて，それからゆっくりと息を吐いてください。息を吐きながら，体全体をゆったりさせて，リラックスしましょう。まるで魔法にかかったみたいに，体全体の力が抜けた状態になります。５回続けて深呼吸しましょう。

次は，深く息を吸って吐くときに，「ゆったり」といいましょう。ゆっくり息を吐きながら，「ゆったり」と言うと体の力がすっかり抜けてしまいます。５回続けて練習しましょう。

リラクセーションの部位と方法		
筋肉部位	緊張	弛緩
目	かたくつぶる	目の周りをゆったり
口	ほほと口を堅くする	口を緩める
あご	歯をくいしばる	歯をゆるめる
首	首を後ろに曲げる	楽な位置に戻す
腕	こぶしを握って腕をかたくする	腕の力を抜く
背中	肘をついて背中を浮かす	元に戻す
肩	すくめて，上げる	おろす
胸	深く息を吸って止める	息を吐いて胸板をゆるめる
おなか	腹筋をかたくする	腹筋をゆるめる
下半身	足を浮かせて下半身を引き締める	力を抜く
深呼吸	５回続けて深呼吸，体全体をゆったりとリラックスさせる	

〈リラクセーション簡便法〉

マット，たたみ，ベッドの上に仰向けに寝てください。手足は，まっすぐに伸ばしたままにしてください。楽な姿勢で椅子に座ってもできます。

1．**まず，右手のこぶしをかたくして，上にあげてください。**ぎゅっと力いっぱいこぶしを握り，腕をかたくするようにしましょう。この感覚をよく覚えさせてください。それから手をだんだんと下げて，力を抜くようにしてください。この状態がリラックスです。ゆったりした状態を覚えてください。３回繰り返しましょう。

2．**左手も同様にしてください。**３回繰り返しましょう。

3．**次は，右足を60度くらい上げましょう。**つま先を顔のほうに向けて強く足に力を入れるようにしてください。力を入れるとどんな感じか覚えてください。だんだんと足を下ろし，ゆったりとしてください。３回繰り返しましょう。

4．**左足も同様にしてください。**３回繰り返しましょう。

5．**顔全体の筋肉に力を入れて，口角を上げ，思いっきり笑い顔を作ってください。**顔を緊張させてください。だんだんと緊張を解いて，リラックスしましょう。緊張とリラックスの違いを覚えてください。３回繰り返しましょう。

6．**次は深呼吸の練習です。**深く息を吸ってしばらく止めて，ゆっくりと「ゆったり」といいながら息を吐いてください。５回続けて練習してください。

〈リラクセーションを行うときの注意点〉

１日２回以上，１回の実施において目の緊張・弛緩から深呼吸までを２回以上，練習してください。リラクセーション実施後の気分をセルフ･モニタリング日誌（34頁参照）に記入してみると自分の緊張度の変化を確認することができます。リラクセーションを始めてすぐは，面倒なだけでなかなかゆったりとしたリラックス感を味わうことはできません。毎日２回以上，きちんと実行していれば１週間でかなりの効果が現れます。２週間続ければ，深呼吸して「ゆったり」といっただけで十分リラックスできるようになります。

かなり緊張感が強かった人でも２週間，練習すると練習後に体が楽になり，リラックスした気分になることができます。首と背中の緊張は筋肉や筋を痛めないように十分，気をつけて行って下さい。多少リラックスして気分が良くなると，練習を止めてしまう人がいますが，できるだけ長く練習し，リラクセーションを日課として実行することにより，いつでもどこでもゆったりとリラックスできるようになります。

イメージ・リラクセーション

リラクセーションで得られる「弛緩して，ゆったりとリラックスした状態」をさらに深めるためにイメージを用いることもできます。リラクセーションの実行で，筋肉が弛緩して，深呼吸でリラックス感を深めた後，リラックス場面をイメージすることにより，さらに深くリラックスできます。このリラックス場面は，リラクセーションおよびイメージ・リラクセーションを身に付けた後には，緊張・弛緩の手続きを省略して，深いリラックス状態になるための強力な助けとなります。深呼吸からリラックス場面をイメージすることにより短時間で，緊張のない，ゆったりとした状態になります。

〈リラクセーション・イメージの作成〉

リラックス場面には，日常生活で実際に体験した出来事を用います。またその場面の描写を聞くことにより，画家がその場面を絵に描けるほど詳細で，具体的に場面を記述しておきましょう。次の方法で，リラックス場面を作成してみましょう。

とてもゆったりと力が抜け，リラックス感が得られた実際の状況，ごく日常的な活動あるいは出来事を選んでください。場所，他人の存在，目立った特徴，周囲の活動といった視覚的情報をできるだけたくさん場面の描写に入れます。さらにそのリラックス場面をリアルなものにするために，他の知覚情報，聴覚，触覚，温度，自己刺激感覚なども盛り込んでください。リラックス場面として用いることを避けなければならないものは，飲酒や薬物を使用した後の緊張感のない状態です。他には，イメージ・リラクセーションを練習しながら眠ってしまう可能性があるため，睡眠に関連した場面も避けでください。さらに，スポーツのきつい練習後の心地よい疲労感や気分に関連した場面も避けます。

リラックス場面を構成する要素として，セッティング要素と感覚要素とがあります。場面のセッティング要素とは,「公園のベンチに座っている」,「砂浜に寝転がっている」というような環境や状況の描写です。感覚要素は,「心地よい」,「ほっとしている」,「体の力が抜けてリラックス感がある」,「気持ちが落ち着いている」といった感情を表現するものです。次に好ましくない描写例と好ましい描写例をあげます。好ましい描写例を参考に自分のリラックス場面を作成してください。

好ましくない場面の描写例

公園のベンチに腰掛けて,夕日を見ているところを想像しました。平和と静けさを感じていて,何者もこの平静を乱すことはできません。日暮れのイメージです。夕暮れ時に公園のベンチで,音楽を聞いています。夏の夕暮れの公園は気持ちよく，静けさが心にしみてきます。（→これだと，あまりにも漠然としていて，イメージしにくい描写です。）

好ましいリラックス場面の描写例

３月のはじめの金曜日の夜でした。午後から，雨がみぞれに変わり，夕方から雪が降り始めました。３月というのに気温が低く，体が冷えたので，軽い夕食をすませて，お風呂に入りました。風呂場は暖かく，シャワーで体を洗ってから浴槽に入りました。湯気が風呂場いっぱいに広がり，鏡が曇っています。柑橘系の入浴剤を入れた浴槽に手足を伸ばして，首までつかりました。首を浴槽用の枕で固定し，手足はお湯の中で自由に動かせる状態でした。手も足も力が抜けてふわふわと軽く浮いた感じがし，手足の先まで暖かくなってきました。オレンジとみかんが混じったような香りが湯気の中にして，ゆったりとした気分になります。薄いブルーの壁が湯気でさらに柔らかな色になり，淡いクリーム色の浴槽とマッチして，穏やかな気分を誘います。すりガラスの窓に目をやるとすりガラス越しに，心の落ち着きを与えてくれるように夜の帳(とばり)の中に街路灯の光がぼんやりと見えています。雪が降っているせいか，街路灯の光がいつもより柔らかく見えて，気持ちを落ち着かせてくれます。外は静かで音は何も聞こえず，静けさが体に浸み込んで来るようでした。防水のプレイヤーからは，ショパンのピアノ曲が流れています。フジコ・ヘミング演奏のショパンのノクターン第2番で，体全体がゆったりとしてきます。一人でよい香りのする温かいお湯に手足を伸ばして浸かって，好きなピアノ曲を聴いていることがとても気持ちよく，ゆったりと心も体も休まってリラックスしています。

日時をできるだけ特定すること，視覚だけでなく，聴覚，触覚，温度，自己刺激感覚などいろいろな感覚情報を盛り込むことが有効なリラックス場面を作るときの重要なポイントです。実際に起こったことの描写でないリラックス場面は，強い緊張や不安感を抱いているときには，イメージを抱き続けることが困難となり，リラックス感を深める役目を果たさなくなってしまうことがあります。次に，多くの人がリラックス場面に用いる出来事の例をあげるので，リラックス場面を選択する折の参考にしてください。

〈よく用いられる場所〉

自宅のお気に入りの場所：お気に入りの場所で本を読んだり，音楽を聴いたり，アロマをかいだり，お風呂に入ったりして過ごす。

水辺：湖や海の岸辺や砂浜での休暇について，太陽や風の感覚，波，日光浴の描写がある。

野原，丘，山，森，公園：ピクニックでの静かな休息の時間についてである。

〈リラクセーション・イメージの用い方〉

詳細で具体的なリラックス場面を作成し，リラクセーションにおける深呼吸の後にまるで，映画を見ているように頭に描いて行きます。リラクセーションを習得した時点で，いつでもイメージ・リラクセーションを始めることができます。イメージ・リラクセーションも，リラクセーションと同様に，１日２回練習を続けると，リラックス場面のイメージを思い浮かべたとたんに緊張がほぐれ，かなり深いリラックス状態になります。リラクセーション，イメージ・リラクセーションの練習は，セルフ・モニタリング（自己観察）日誌を用いて記録すると，その効果をより明らかに実感することができます。

セルフ・モニタリング日誌

セルフ・モニタリング日誌には，リラクセーションの練習効果を記入する各身体の部位の項目があります。リラクセーション実施前と後とで，各身体の部位の緊張がどのように変化したか，０の緊張がまったくない状態から，10の極度の緊張状態までの11段階で評価し記入してください。さらに深呼吸の欄にはリラクセーション実行前後の緊張感の変化を記入してください。６回のリラクセーションの練習効果を記録することができるセルフ・モニタリング日誌を記載してありますが，コピーをするか，ノートに記録するか，自分で作成するかなどして続けて記録してください。練習を続けて行くとリラクセーション後の緊張感が減少して行くのが日誌から読み取れるようになります。また，リラクセーションの練習回数が増えると，その効果が日常における緊張感の減少にも及び，リラクセーション練習前の緊張感にも減少が認められるようになって行きます。

このセルフ・モニタリング日誌は，イメージ・リラクセーションにも用いることができます。イメージ・リラクセーション練習前後の緊張感をイメージ・リラクセーションの欄に，各身体部位，深呼吸の練習前後の緊張感と同様に，０の緊張がまったくない状態から，10の極度の緊張状態までの11段階評価で記入してください。セルフ・モニタリング日誌の記入は面倒に感じるかもしれませんが，リラクセーション実行の初期段階は，リラクセーションの緊張軽減効果が目に見えるように分かり，続けて練習する動機づけとなるので記入することをお勧めします。

セルフ・モニタリング日誌

	第1回		第2回		第3回		第4回		第5回		第6回	
リラックスの部位	前	後	前	後	前	後	前	後	前	後	前	後
目												
口												
あご												
首												
腕												
背中												
肩												
胸												
おなか												
下半身												
深呼吸												
リラックスイメージ												

0から10で記入
0ー緊張がまったくない状態
10ー極度の緊張状態

不安のコントロール

リラクセーション，イメージ・リラクセーションにより，どのような状況においてもリラックスができるようになると，**不安のコントロール**も可能になります。不安を誘発させる事態へリラクセーションを用いて，対処することができるわけです。不安のコントロールを身につけるには，不安をどのように感じるかセルフ・モニタリングしてみます。

不安の感じ方には個人差があり，大別して，**感情ー自律神経ストレス反応型**，**身体ー行動ストレス反応型**，**認知ストレス反応型**の3

つに分類できます。不安体験においてこれらの3つのストレス反応全てを示す人もいれば，1つの反応だけの人もいて，さらに，3つの反応の起きる順番にも個人差があります。3つのストレス反応としての代表的な体験を，次の表にまとめました。

ストレス反応	体験描写例
感情ー自律神経ストレス反応	・感覚が鈍くなってきて，神経が切れてしまったみたい ・息ができないほど，胸を締め付けられているよう ・頭が真っ白になって，胃がむかむかして吐き気がする ・手が冷たくなって，厚着をしても寒気がする ・頭に血が上って，心臓の鼓動が聞こえるほど高鳴る
身体ー行動ストレス反応	・頭では安全だとわかっていても，膝ががたがた震える ・じっと座っていられず，何の目的もなく歩き回る ・動作がぎこちなくなり，身体が思うように動かなくなる ・釘付けになったように，部屋の中に入ることができない ・筋肉が緊張して，人にわかるほど持っているグラスが揺れる
認知ストレス反応	・理屈に合わないことはわかっているが，死んでしまうのではと思う ・考えがものすごい勢いで空回りする ・気が散って集中できず，人が何を話しているのかわからない ・とても心配で，全てがうまく行かないように思える ・ありもしないような悪いことばかり考えて止めることができない

自分がどのように不安を感じるかセルフ・モニタリングしてみると，自分の不安を感じる前兆となるストレス反応が，どのようなものかが分かります。不安の原因を特定できなくとも，どのようにその不安が襲ってきたのか，不安の前兆を自覚することができます。感情ー自律神経，身体ー行動，認知ストレス反応，いずれの反応で不

安を感じ始めるか，不安の前兆を知ることにより，不安を予測することができます。不安を感じるとき，表にあげたどのような状態になるかセルフ・モニタリングしてみてください。

感情－自律神経，身体－行動，認知ストレス反応にあげたような具体的不安の兆候を自覚したら，その兆候をより不安を増強するものとして受け止めることはやめてください。感情－自律神経，身体－行動，認知的ストレス反応を自覚したら，不安が高まる警告サインとして認識し，それをリラクセーションまたはイメージ・リラクセーションを始める合図として用い，実行を開始します。リラクセーションまたはイメージ・リラクセーションを行うことによって得られたリラックス状態は，不安と相対する状態であり，リラックスした状態は不安を取り除いてくれます。

怒りのコントロール

怒りのコントロールも不安のコントロールと同じように，リラクセーションおよびイメージ・リラクセーションを用いて行うことができます。怒りは，いろいろな不適応行動を引き起こすと同時に，循環器系および消化器系の病気につながる場合もあります。

特に，イメージ・リラクセーションは，怒りのコントロールに有効です。怒りに伴う身体的喚起を鎮め，怒りの思考をリラックスイメージに代えることにより，怒りの感情をコントロールします。怒りがどのように生じてくるかセルフ・モニタリングしてみると，怒りが爆発する前兆となるストレス反応が，どのようなものかわかります。怒りを感じるとき，どのような状態になるかセルフ・モニタリングしてみてください。

前述の不安のコントロールにおいて，感情－自律神経，身体－行動，認知ストレス反応としての代表的な体験を，表にまとめました。怒りにおいても感情－自律神経，身体－行動ストレス反応の具体的兆候はほとんど同じ体験を例としてあげることができます。怒りの認知ストレス反応を例としてあげます。

・人生をめちゃめちゃにされ，破滅に追い込まれる
・考えがものすごい勢いで空回りする
・気が散って集中できず，人が何を話しているのかわからない
・不当な扱いをされていて，とんでもない被害にあうのではないかと思う
・ありもしないような被害的考えを止めることができない

これらの怒りの兆候を自覚したら，その兆候をより怒りを増強するものとして受け止めるのではなく，その兆候を怒りが増強する警告サインとして認識し，イメージ・リラクセーションを始める合図として用います。リラックスイメージが怒りの感情の認識と入れ替わり，怒りを鎮めることができます。さらに，イメージ・リラクセーションを行うことによって得られたリラックス状態は，怒りと相対する状態で，怒りを取り除いてくれます。

怒りの感情の原因となる非合理な考えを現実的で合理的な考えに代えることでも，怒りのコントロールができます。この方法は，レッスン 10 で詳しく紹介しています。

レッスン２

解決できる問題は解決しよう
――問題解決法

私たちは毎日，大きな問題から小さな問題まで，**解決**しなければならないいろいろな問題に遭遇します。問題を上手に解決できる人もいれば，なかなか解決できず，先延ばしにしていろいろな意味で負担を大きくしている人もいます。解決できる問題は解決してしまったほうが，精神的にも身体的にも健康を取り戻すことができます。**問題解決法**は，問題への有効な対処法を段階的に模索し，多くの解決法の中から最適な解決法を見出し，その解決法を有効に実行する，どのような問題にも用いることのできる方法です。ライフイベント，ハッスルなどのストレスとなる出来事に関連した問題で，解決できるものは，先延ばしせずに今から，解決のために行動を起こしましょう。

上手に問題を解決する

問題解決法は，問題マネジメント，決断法とも呼ばれていて，ストレス対処法としてだけでなく，カウンセリングの技術や方法としても用いられ，その有効性が示されています。臨床心理学教授 ズリラによる問題解決法は，認知行動療法における考え方を変える方法と問題の対処法の２つの要素を持ちながら，簡単に用いることができる技法です。

ある問題を抱えた状況で，そこから抜け出すことができないのは，問題を解決するために必要な知識や技術に欠けているか，その知識や技術をどのように活用したらよいかわからないことが多いとされています。問題解決に必要な知識や技術，さらにその活用法を習得することが，適応的生活を送るために必要です。問題解決には思考力を高めることが大切であり，問題の正しい認識や把握を行えば，見通しを立て，試行錯誤ではない有効な問題解決ができるようになります。問題解決法は以下の７つの段階からなり，実行方法については次項で詳しく述べます。

ステップ１：問題について分析する
ステップ２：問題解決の目標を定める
ステップ３：解決方法を考える――ブレーンストーミング
ステップ４：現実的解決方法を選択する
ステップ５：解決方法の実行を段階的に考える
ステップ６：問題解決法の実行
ステップ７：解決方法についての振り返り

ステップ１：問題について分析する

問題の解決には，問題の事実関係の正確な把握が重要です。問題の性質や状況，事実関係などを明らかにする作業は時間のかかる難しい作業ですが，有効な解決方法を見出すためにはとても大切な作業になります。冷静に距離を置いて問題を見つめ，いろいろな観点から考えることが大切です。問題状況を抽象的な捉え方ではなく，当事者の行動として把握することが，その問題の原因を明確にすることに役立ちます。問題状況の事実関係を把握することが難しい場合には，**行動日誌**を用いてください。

行動日誌の記入は，一般的日記と異なり，問題状況に焦点を当てて行います。問題に関連する毎日の出来事について，その事実関係，自分の感想，その事態に対して抱いた感情を日誌の記入部分を３つに分けて詳しく書いてみます。１，２週間，問題状況について行動日誌に記入し，何度も読み直して事実関係を冷静かつ客観的に分析してみてください。

問題を抱えた状況では，その問題について狭く，しかも歪んだ視点から見てしまいがちです。そこで，解決を目的とした行動を視野に入れながら，問題状況を新しい視点から把握します。問題について解決のための行動を起こせるような，機能的な理解をしてみまし

月日	事態の事実関係	事態についての感想	事態に抱いた感情
○月○日	アルバイトで，３人グループで仕事をしている。２人と仕事への考え方が異なり，いつも２対１の多数決で自分の意見が通ることはない……。	どうしてこんな人間関係になってしまったのだろうか？　自分の考えも理解してもらい，２人とうまくやって行く方法はないのか？　仕事に対してやる気が失われてきている。	対人関係における疎外感／　人間不信感，無力感
○月○日	（２人との間にどんなことがあったか具体的に記入）	また，……	怒り，疎外感，やる気のなさ

図　行動日誌の例

ょう。問題解決の目標が容易に設定できるように，具体的な視点から問題を把握してください。

次に同じ問題について，漠然とした問題の把握と機能的，具体的な問題の把握を行っている記述をあげてあります。比較をして，問題を具体的，機能的に把握する際の参考にしてください。

〈漠然とした問題の把握例〉

「私は家庭が平和であるようにと願っていて，週末疲れていても家族サービスを心がけ，妻や子に付き合って運転手をし，休暇には行きたくもない旅行に付き合っている。いやいや付き合っているので，話をすることはあまりなく，家族は私の気持ちに気付いているようだ。無理に家族サービスをしているので，買い物をせかせたり，公園で車から降りずに待っていたり，旅行先で自分勝手な行動をしたりしている。いやいやするよりは，正直に言った方がよいのではないかと思う。夫婦や親子でお互いに自分の思い通りに相手をしようとしていて，うまく行かなくなったのは，相手が悪いからだと思っている。このままだと家庭内別居状態になってしまうかもしれない」

〈機能的，具体的な問題の把握例〉

1．感情的で子どもっぽい反応を妻や子に対して行っている：例えば，買い物に一緒に行くが，いらいらしてせかせる。公園の駐車場で，車の中でふてくされて待っている。旅行先の旅館で，朝からお酒を飲んでごろごろしている。

2.気持ちを素直に表現する直接的コミュニケーションが必要だ:例えば,「今週は仕事が忙しく，疲れきっているので今日は家でゆっくりしたい。買い物は子どもたちと行ってほしい。昼間，ごろごろしたら疲れが取れるので，夕食と食後は一緒に楽しく過せる」

3．問題の原因は一方にあるのではなく，双方にある。

ステップ2：問題解決の目標を定める

ステップ1での問題状況の分析に従い，問題状況をどのように変えるか，問題をいかに解決するか目標を定めます。目標は，問題をこのように解決したいという漠然とした意志を表明する言葉（もっと家族と一緒に過ごす時間を作ろう）ではなく，具体的な問題解決行動の到達点（週3日は家で家族と一緒に夕食をとろう）にすることがポイントです。もう1つ例をあげると，漠然とした目標は「家族の交流を密に行うようにしよう」で，この具体的目標は「問題が起きたときは家族会議を開いて，それについて時間をかけて話し合う」となります。

目標は，測定することができ，検証でき，さらに現実的で，環境的な障害がないものにしてください。例えば，キャリアアップするために，社会保険労務士の資格を取る目標を立てたとします。資格を取れるか取れないかは測定することができて検証できる目標ですが，受験資格を満たさないのでは現実的ではありません。また，受験資格はあるが，今の仕事が忙しく，勉強する時間がまったくないのでは環境的障害があります。

ステップ3：解決方法を考える——ブレーンストーミング

具体的な目標を定めた後には，目標に到達するための問題解決方法を選択します。特定の構えや執着を取り除き，いろいろな解決方法を考えます。そこで，次にあげる３つの課題を実行します。

１．可能な解決方法を見つける

ステップ２で定めた具体的な目標を達成するために，いくつかの方法を見つけます。それらの方法について，実行計画を作成します。目的を早く達成しようとするあまり，最初に思いついた方法を実行して失敗してしまうことがあります。いくつもの可能な方法から選択したものは，質も有効性も高いことが示されています。問題を抱えた人は，視野が狭くなりがちで，広範囲に，想像力を働かせて目標達成の方法を考えるようにすることが難しい場合があります。学校の試験では，問題の回答は１つですが，日常生活における問題の回答は複数あり，いずれの回答が最もふさわしいかは個人の状況により異なります。

想像力を働かせた広範囲な思考は，もっとも適切な問題解決方法を見出すために重要で，方法として**ブレーンストーミング**があります。ブレーンストーミングは，いろいろな思いつき，可能性，別の問題解決手段を見つける方法です。ブレーンストーミングでは，問題解決のための具体的な方法をリストにします。以下に示すルールに従って，ブレーンストーミングを実行してください。

ａ．方法の良し悪しの判断は先送りにし，目標達成の手段について評価はしません。

例）「上司とことごとく意見が合わないので，転職する」，「しかし，この不景気にすぐ仕事が見つかるだろうか，失業者になってしまったらどうなるのだろうか」。後者のように転職することに対する判断を，この時点ではしないようにします。

「こうしよう。しかし」と判断を下してしまうことにより，行動を起こすことができなくなってしまいます。

ｂ．どのような突拍子もない方法やハイリスクの方法でも考えてみます。目標達成のための方法を増やすよりも，減らすほうが簡単です。

例）「お金が必要だ」→偽札を作ろう。コンビニ強盗をしよう。災害義捐募金の箱を作って駅前に置いてみよう。よく分からないけれど外国為替証拠金取引（FX）をはじめよう。先物取引をしてみよう。

c．**できるだけたくさんの方法を考えます。**目標達成のための方法の質ではなく，量が重要です。たくさんの方法を考えますが，あくまでも問題解決の目標を達成する手段についてのアイデアであり，とっぴでも実行できる具体的なものを考える必要があります。

d．**いくつかの方法を組み合わせたり，部分的に変更したりして，新しい方法を考えてください。**考えた方法における実行の可能性に関しての評価はまだです。

e．**リストにおける1つ1つのアイデアについて，目標を達成する手段を明確にし，問題解決のために実行する方法として完成させます。**この段階でも，考えた方法における実行の可能性に関しては判断しません。

〈ブレーンストーミング例〉

禁煙を達成目標としたブレーンストーミングを以下にあげます。ブレーンストーミングしつくされたものではなく，まだまだ他の方法を考えることもできます。

・吐き気が起きる薬をつめたフィルターを付けて，タバコを吸う。
・禁煙を目的としたガムを噛む。
・家にあるタバコを全部棄ててしまい，タバコは買わない。
・禁煙のための治療を行っている病院を受診する。
・禁煙を目的としたカウンセリングを受ける。
・認知行動療法による禁煙プログラムを実行する。
・自己催眠療法による禁煙を実行する。
・禁煙のための自助グループに参加する。
・タバコを吸っている人との付き合いをやめる。
・リラックスするためにタバコが必要であるという考え方を変える。
・タバコの販売を違法にする活動に参加する。
・タバコの健康への害について徹底的に調べる。
・自分で禁煙のための自助グループを作る。
・意志の力でタバコをやめてみせる。

・タバコを吸いそうになったら取り上げるように，家族や友人に協力してもらう。
・タバコを吸いたくなったら，肺がんの写真を見る。
・タバコを吸いたくなったら，飲食をする。
・タバコを吸いたくなったら，両手をポケットに入れる。
・タバコを吸いたくなったら，友人に電話する。
・タバコを吸いたくなったら，メールを打つ。
・タバコが吸いたくなったら，カラオケを歌い続ける。

ステップ４：現実的解決方法を選択する

ブレーンストーミングのリストにあげられた目標達成のための方法について，現実に実行が可能か否かそれぞれの方法について考えます。リストにあげられた方法の中から最も犠牲が少なく無理なく実行できて，かつ効果の高い方法を見つけます。すべての解決方法についてメリット（得るものや利益になること）とデメリット（失うものや犠牲にするもの）について考えます。

例として，「上司とことごとく意見が合わないので，転職する」をもちいて，メリットとデメリットについて書き出してみましょう。

〈メリットの例〉

1．自分の人生を変えるいいきっかけになるかもしれない。
2．仕事に生きがいを感じられないので，いらいらしてばかりいた。いらいらしなくなる。
3．充実感を味わえる仕事を持つことが，自分にとって今一番必要なことかもしれない。
4．取得した資格を生かせる仕事に就けるかもしれない。
5．新しい人間関係を作ることも必要なことである。
6．職場の人たちに対して，気まずい職場にしている罪悪感がなくなる。
7．やる気のない同僚として，職場にとっての重荷でなくなる。

〈デメリットの例〉

1．次の仕事の当てもないのに退職したら，生活が不安定になる。
2．失業保険をもらえる期間は限られているし，それまでに次の仕事が見つからないかもしれない。
3．いやになれば簡単に辞職するいい加減な人間と思われる。
4．家族に理解してもらうのは大変だ。
5．家族は，将来のことについて心配するに違いない。
6．失業して，職探しをしている人間がいるのは，家族にとって負担だ。
7．自分だけでなく家族までが，新しい生活パターンに順応して行かなければならない。

メリットとデメリットに基づいて，時間，エネルギー，お金などのコストが高すぎず，自分や周囲の人間にとって利点の多い方法を選択します。

方法の選択には，どの程度のリスクを冒すかという判断も必要になります。到達する結果を望むばかりに，無理をして大きなリスクを冒してしまうこともあります(希望優先の選択)。危険を犯すことを避け，安全な方法を実行することになる場合もあります（安全優先の選択)。望む目標に到達する可能性を最大にし，しかも危険を最小限に止めるリスクのとり方が最適です（組み合わせ選択)。

ステップ５：解決方法の実行を段階的に考える

選択した解決方法について，どのような段階を踏んで実行するかを検討します。選択した方法によっては，段階的に実行しなければならないものもあります。段階的実行では，最終目標に到達するための下位目標を設定します。下位目標も，最終的目標と同様に現実的で，明確に，行動により達成できるように設定します。さらに，その方法により達成できた結果が，次の目標につながるものでなければなりません。その下位目標達成に要する時間は，２，３週間程度が適切です。下位目標の設定例は次のとおりです。

下位目標の例

定年後の生活を考えて，仕事以外に生きがいを見つけるようにしたい。会社の仕事以外ほとんど何もしていず，仕事以外の社会的交流はない。目標は，地元地域におけるグループ活動に参加することである。

下位目標１：２週間で，入会可能なサークル，趣味のグループ活動，ボランティア活動をできるだけ多く見つける。
下位目標２：各グループについて詳しい情報を集める。
下位目標３：最も適切なグループを選択する。
最終目標４：選択したグループ活動に参加する。

ステップ６：問題解決法のリハーサルと実行

最終目標達成のために，選択した方法を実生活で実行します。人が重要な決断を下した後に，気分の落ち込むことがよくあります。もっと別の決断ができたのではないかと感じ，さらに，その決断のためにかなりの時間を費やし，努力をしなければならず，決断について後悔し始めます。また，解決方法を実行し始めてみると，かなり時間をかけて現実的に立てた計画でも，障害や面倒なことが起きてきて，継続的実行が困難な状況になることもあります。そうなると，問題解決をあきらめてしまい，抱えている問題はそもそも解決できるようなものではなかったのだと思ってしまいます。そこで，選択した解決方法の実行を容易にし，困難に直面したときに何とか対処し，障害を乗り越え，満足の行く結果が得られるようにする戦略が必要です。２つの有効な戦略を以下に紹介します。

〈戦略１：現状に甘んじない考え方〉

問題は解決することができて，そのためには時間をかけて考えた方法の実行に固執する必要があります。現状に甘んじあきらめてしまわないためには，問題解決を妨げるマイナス思考を変えます。

マイナス思考の例

「どうせ失敗するに決まっているし，これ以上傷つきたくない」
「自分は弱い人間だから，こんな解決法は実行できない」
「自分の権利を主張することはよくない」
「自分らしくないことをすると周囲の人がびっくりする」
「問題を解決するために自分を主張すると皆に嫌われてしまう」
「この解決法を実行することで人を傷つけてしまうのではないか」

以上のようなマイナス思考は，プラス思考に変えることができ，プラス思考が問題解決方法の実行を促進させます。レッスン9，レッスン10で考え方を変える方法を紹介しています。この戦略を必要とする場合は，レッスン9かレッスン10もあわせて利用してください。

〈戦略2：セルフ・コントロールの実行〉
問題解決を目的とした解決法の実行は，最終目標が達成されて初めてよい結果が生まれます。それまでの過程は，時間を費やす，面倒な方法の実行の連続です。問題解決法における面倒な課題を実行したときに，自分自身で報酬を自分に与えてみてください。たとえば，ブレーンストーミングで解決の手段をありったけ考えた報酬として，豆をひいておいしいコーヒーを入れて飲む，など。大変な作業の後には，報酬となる楽しいことを行いましょう。自分自身で報酬を自分に与えることを自己強化と言い，レッスン6でトレーニング方法を紹介しています。

ステップ7：解決方法について振り返り，考えてみる

解決方法について評価します。実行したことによる問題状況の変化について考えます。自分の望んでいた結果をもたらし，日常生活に困難をもたらしたもともとの問題が解決されていれば，問題解決法は成功です。問題が解決されていなかった場合には，再度，実行した方法の問題点を考慮に入れながら，ステップ1から問題について把握をし直し，ステップ6までの過程を繰り返します。

あなたの問題解決力の特徴

問題解決にはいろいろな能力が関与しています。このような問題解決の特色から，問題解決能力の構成要素に関する研究が行われ，問題解決能力についての質問項目が作成されています。次に問題解決能力の測定項目をあげておきます。このレッスンで説明する問題解決法を十分に活用するために，自分の問題解決能力について知っておくことも必要です。

問題解決能力には３つの要素があり，**「問題解決能力」**，**「セルフ・コントロール力」**，**「問題解決への自信」**からなります。

「問題解決能力」は問題を解決するためにさまざまな方法を実行してみることができるか否かについて測定する質問項目からなっています。「セルフ・コントロール力」は，落ち着いて問題を解決しようとする気持ちを持ち続けてゆけるか否かを測定します。「問題解決能力への自信」は問題解決におけるいろいろな活動をできるか否かについての自信を測定しています。問題解決法を身につけて，上手に用いることができるようになったら，もう一度質問項目に回答してください。問題解決能力の得点も高くなっているはずです。

問題解決能力の自己診断

率直に，自分に当てはまるものに○を付けて下さい。

1―ちがう　2―時々そうだ　3―そのとおりだ

A．

問題の解決方法を考えるとき，いくつもの方法を考える　1・2・3

困ったとき，状況について調べ，いろいろな情報を得る　1・2・3

問題に直面したとき，周囲の環境要因についても分析する　1・2・3

問題を解決した後，どこが上手く行って
どこが失敗だったかを分析してみる　1・2・3

決断をするとき，いくつかの選択肢を比較検討する　1・2・3

B．

問題の解決に最初に失敗してしまうと解決できないと考えてしまう
1・2・3

問題解決のために時間を取らずにただボーッとしている　1・2・3
問題を解決しようとしても現実的に考えられず，右往左往する　1・2・3
緊張しすぎて問題を解決するいろいろな方法を考えることができない　1・2・3
問題に直面したとき，解決できる問題かどうか確信が持てない　1・2・3

C.
はじめは解決が困難に思える問題でもほとんどのことは解決できる　1・2・3
下した決断についてはその後も満足している　1・2・3
問題解決のための計画を立てるとき上手く行くと確信している　1・2・3
時間を掛けて努力すればほとんどの問題を解決できる　1・2・3
新しい状況で問題が生じても解決できる自信がある　1・2・3

A．＝問題解決能力
高い能力＝12点以上　平均的＝11〜7　低い能力＝6以下
B．＝セルフ・コントロール力
高い＝6以下　平均的＝7〜13　低い＝14点以上
C．問題解決への自信
高い自信＝13点以上　平均的＝8〜12　低い自信＝7以下

レッスン３

時間を有効に使おう
――タイム・マネジメント

ストレスとなる出来事が多く，多くの厄介な出来事に振り回されていると感じている人は，時間の有効な使い方を身につけることもストレス対処に有効な方法です。しなければならないことを行うのに十分な時間がないと感じ，1日が26時間であればと思っている人は少なくありません。しかし，誰でも1日24時間，1年12カ月ですべてを処理しなければなりません。私たちにできることは，限りある時間をいかに有効に使うか工夫することです。時間を有効に使えないことが人生設計を狂わせることにもなり，自信をなくし，いろいろなストレス反応が生じてくることにもなります。

タイム･マネジメントは，有効でない行動に直接介入する認知行動療法としてだけでなく，ビジネスマン対象のセルフ・マネジメントプログラムとしてビジネスの世界においても用いられています。多くの仕事を抱えながら時間の使い方が下手なために，いつも忙しく，急いでいて，落ち着きがなく，慢性的な疲労感を抱き，期限が守れず，娯楽の時間はなく，家族との約束を破り，友人に不義理ばかりしている，と感じているビジネスマンが関心を持っています。

いずれの分野におけるタイム・マネジメントも，人生における重要な目標から明日の計画まで，その重要度に応じて分類し，最重要課題から実行します。さらにその実行に当たっては，現実的スケジュールを組み，期日までに実行できる時間の配分方法を段階的に考える手続きで行われます。期限に間に合わないなど仕事や勉強のプレッシャーから来る不安，満足な仕事や勉強の結果が得られないことによる抑うつ感や疲労感を抱いている人にお勧めです。

ステップ１：生活設計を考える

タイム・マネジメントにおいては目標を明らかにすることが重要です。長期の目標および短期の目標を立てることにより，生活設計や毎日の生活における枠組みが明らかになり，時間の有効活用やプランを立てることに役立ちます。さらに，時間の有効活用には，合理的に仕事をこなす計画を立てるだけでなく，ゆっくりリラックスする時間をとることも含まれます。有効なタイム・マネジメントを行っている人は，仕事や勉強をする時間と自由時間を上手に使い分けています。

第１ステップとして，自分の人生における長期，中間的時期，短期に照準を合わせた目標を明らかにします。つまり，一生をかけて達成する大きな目標を考え，次に，１年あるいは２年後に達成したい目標をリストアップします。さらに，1，２カ月後の仕事や娯楽における目標や計画について書き出します。

ステップ２：自分の時間の使い方を記録する

第２ステップでは，**時間のセルフ・モニタリング**（毎日の時間配分を記録）を実行します。セルフ・モニタリングは次頁の表「セルフ・モニタリング記録例」を参考に次のように行います。

①１週間，自分の時間の使い方（毎日何時に起床し，何時から何時まで何をして，何時に就床）をセルフ・モニタリングし，記録用紙に記入します。
②１日を起床から昼食，昼食後から夕食，夕食後から就床までの３つに分けて，昼食後，夕食後，就床前にその間行った活動を時間とともに細かく記録してください。

ステップ３：自分の時間の使い方を考える

第３ステップでは，53頁の表のように自分で作成したセルフ・モニタリングの記録を分析します。次に示すカテゴリーに費やした時間の合計を計算します。最も多く時間を費やしているカテゴリーから時間を当てていないカテゴリーまで順番を付けてください。カテ

表　Aさんの時間のセルフ・モニタリング記録例

活動	時間	活動	時間
起床から昼食		昼食後から夕食	
起床	6：00	デスクでの仕事	～14：30
洗顔と歯磨き	～6：10	メールチェック，文書，郵便の確認	～15：00
身支度	～6：30	お茶・職場の人間との交流	～15：30
朝食	～7：15	デスクでの仕事	～17：00
通勤	～8：30	翌日の予定確認，情報交換	～18：00
日課（メールチェック，文書，予定の確認など）	～9：00	通勤・帰宅	～19：15
部署全員による日課のミーティング	～10：00	夕食の準備・夕食	～21：00
プロジェクト担当者会議	～11：00	夕食後から就床	
デスクでの仕事	～12：00	夕食の後片付け	～21：30
昼食調達をかねて外を歩く	～12：30	自宅でのメールチェック，郵便物などの確認	～22：00
昼食	～13：00	テレビのニュースを見ながら資格取得のための通信講座勉強	～24：00
		入浴	～1：00
		就床	

ゴリーは以下の通りです。各カテゴリーの前の（　）に1週間の合計時間を記入し，さらに□の中にはそれぞれのカテゴリーに費やした時間が多い順に順番を記入してください。これらのカテゴリーに費やした時間の合計を比較してみると，自分の時間の使い方がバランスの取れたものであるか否かを客観的に知ることができます。

□（　　）仕事の時間……職業的活動，育児，家事，アルバイトの時間，ボランティア活動などに費やした時間。フルタイムの仕事では，昼休み，お茶の時間などは含まれない。
□（　　）勉強の時間……学校や家庭での勉強，図書館での時間，仕事ではないレポート作成，その他勉強に関係する活動に費やした時間。
□（　　）娯楽の時間……ゆっくりと楽しんで過ごす時間。仕事や勉強の時間と同様に重要である。娯楽の時間が少ないことで，時間の使い方のバランスを崩している場合が多い。
□（　　）行き帰りの時間……通勤，通学，その他の活動場所まで通う時間。大都市圏では，良い住環境を求めて郊外に住む人と職住接近を心がけている人がいる。前者ではこの時間の記録も分析の重要な資料となる。
□（　　）前後に費やす時間……昼食をとるために店の前で行列に並ぶ時間，バスに乗るために行列に並ぶ時間，時間通りに来ないバスを待つ時間など。このような予定外の時間を費やさなければならない事態も考慮する。

ステップ４：時間の使い方の再検討

セルフ・モニタリングの記録について自分の人生の目標や価値観と照らし合わせて第４ステップで分析し，有効に用いられていない時間帯を明らかにします。セルフ・モニタリング表を分析してみると，自分の時間の使い方の傾向が明らかになります。例えば，テレビを見ることや，友人とのおしゃべりなどに多くの時間を費やしているかもしれないし，仕事や勉強にばかり時間を費やしているかもしれません。

時間のセルフ・モニタリング記入例についての分析は，次のようになります。Ａさんは現在一般事務の仕事をしています。現在の目標は，通信教育で資格を取得し，専門的な仕事をしたいと考えています。セルフ・モニタリングの結果，19：15 に帰宅しているにもかかわらず，資格取得のための通信講座の勉強を始めるのが，22：00 で，２時間 45 分も食事のしたく，食事，後片付け，その他の雑用に使っています。さらに，社会情勢を知るためにテレビのニュースを見ながらの資格取得の勉強で，平日にはほとんど集中して勉強ができていない状態です。就床が午前１時で起床が６時では，睡眠時間が５時間で睡眠不足になります。19：15 に帰宅してから 22：00 の勉強を始めるまでの時間にテレビを見るか，１時間 15 分の通勤時間を生かして新聞や携帯電話のインターネット・サービスで社会情勢を知るように工夫することができます。このように工夫すれば，２時間は通信教育の勉強に費やすことができます。さらに，平日は入浴時間を短くし，食事の準備や後片付けに費やす時間を短縮する工夫をして，２時間勉強しても，23：00 にベッドに入り，７時間の睡眠時間を確保することも可能です。

ステップ５：生活設計にあった時間の使い方の実行

第５ステップでは，どの活動を優先させるか，第１ステップで書き出した目標を読み返してみます。

自分の人生における長期，中間的時期，短期に照準を合わせたいくつかの目標についてその優先順位を決め，３段の表に分類します。最優先の重要な目標は表の１段目に，次に優先する多少引き延ばしはできるが重要な目標は表の２段目に，無期限に引き延ばしても害のない目標は表の３段目に記入します。書き出した長期，中間的時期，短期に照準を合わせたいくつかの目標について，表のそれぞれの段においても，優先順位を付けておきます。まず，表の一番上にある事項について，目標達成のための行動を開始します。目標を達成させる行動の実行は，レッスン２の問題解決法を参考にすると実行が容易になります。

時間節約術

長期，中期，短期に照準を合わせたいくつかの目標達成のための行動を実行するに当たっては，上手な時間の使い方をしなければなりません。時間を上手に使うには，時間を節約することも大切です。何十分，何時間の単位で時間を節約するのはなかなか困難です。１つのことを行うときに無駄な時間の使い方をしないで数分節約することが，上手な時間の使い方だと言えます。時間節約術を紹介します。

〈自分の時間を確保する〉

大切な仕事の最中に，誰かに邪魔されることは少なくありません。中断することで，仕事がはかどらず，無駄な時間を費やすことになります。仕事を邪魔されない，自分の時間を確保するには次の１から５を実行してください。

1．上司，同僚，家族，友人に１人で集中する時間を作ることに対する理解してもらいます。緊急以外は何時から何時までは，仕事や勉強を中断したくないことを告げましょう。
2．集中して仕事や勉強をしたいときは，部屋のドアを閉めて，「Don't disturb」のサインを出しておきます。
3．職場，学校，家で個室を確保できない場合は，集中して仕事をしたい時間帯には場所を移動します。開いている会議室，公共の図書館など利用可能な場所を探しておくとよいでしょう。
4．「大切な仕事（勉強）をしているので，今は時間がありません。何時ごろこちらから連絡します」とはっきりと相手に伝えることも大切です。重要な仕事をしているときには，断る権利があります。
5．留守番電話を利用し，時間に余裕があるときにメッセージを聞くようにします。メールチェックも必要度に応じて間隔や回数を決め，緊急の場合には，マークを付けてもらうように話しておきます。

〈仕事環境を整理する〉

たくさんの書類，コピー，専門雑誌，本などが山積みになっていると仕事や勉強を一生懸命していて，非常に生産的であるように見えます。しかし，これらのものを山積みにするよりも分類し，ファイルし，整頓する方が仕事の能率が上がります。整頓し，必要な資料がすぐに見つけられる状態にしておけば，探し物をする時間を節約することができます。次の１から３の整理・整頓術を試してみてください。

1．**引き出しを整理します。**すべての引き出しにあるメモ，手紙，コピー，勉強や仕事の下書きなど用済みのもの，期限切れのものをすべて破棄します。利用価値のないガラクタも捨てましょう。文具や事務用品（ペン，鉛筆，ホチキス，定規，はさみなど）は用紙類とは別に一カ所にまとめて入れてください。

2．**書類などは，分類ごとにファイルホルダーを作り，机の引き出しかキャビネットに収納します。**分類は使いやすいように工夫をして行い，たくさんの項目を作ります。ファイルホルダーにファイル名と番号を目立つように書くと，毎日の使用が容易に行えるようになります。

3．**To do リストを作成し，行わなければならないことすべて（仕事，授業関連の勉強，メール，電話など）を，To do リストに書き，関連ファイルの番号と期限も記入しておきます。**To do リストに記入した後，関連した資料をファイルに入れ，必要に応じてファイルから出して使用します。リストにある事柄をやり終えたら，線を引いて消したり，文字の色を変えたり，やり終えたことが明らかになるように処理し，その日付を記入しておきます。消したTo do リスト項目は，一定の期間，保存をしておき，成し遂げたことを確認して満足感を味わってください。

〈ぐずぐず習慣を改善する〉

ぐずぐず習慣を持つ人は，面倒臭がり屋か失敗を恐れる人です。ぐずぐず習慣があるか否か次の項目で確認してみてください。以下の７項目のうち，１つでも当てはまる人はぐずぐず習慣がある人です。

1．やりたくないことはぎりぎりまで放って置く。
2．あることを引き延ばしていれば，誰かがしてくれると思う。
3．もう少し時間があれば，もっと良い仕事ができたと考える。
4．締め切りに間に合わなかったときは，人のせいにする。
5．実現できない期限を設定して，仕事始める。
6．過重な仕事を引き受けて，忙しすぎるとぼやく。
7．仕事の期限が守れないことに対する言い訳がなくなってきている。

１つでも当てはまって，ぐずぐず習慣があると判明した方は，次の１から３を実行してください。

1．予定が詰まりすぎていることがぐずぐず習慣の原因になるので，時間に余裕を持てるようにします。限られた時間とエネルギーを重要な仕事に当てられるようにスケジュールを組むようにします。
2．To Do リストの最上段の項目としてあげた重要な仕事や勉強から手を付けます。他の順位の事項は，より重要なことをやり終えてから手を付けます。
3．仕事や勉強に対して自分で自分に報酬（レッスン６に方法が説明されています）を与えるようにします。重要で労力のかかる仕事を終えたら，それに見合った報酬を考えておきます。大変なことを成し遂げた後に，趣味の活動，外食，ピクニックなどを行う時間を取るようにしてください。自分で自分をほめることも大切です。

エコな生き方をする

物質文明社会においては，多くの高額で，便利なものの所有がステイタスシンボルであると考えられています。しかし，アメリカでは「生活の縮小」運動が盛んです。この運動に賛同している人々は，本当に必要で価値あるものだけを使用し，地球の限りある資源を大切にするためにいろいろな工夫をしています。生命維持に必要なものだけを購入し，シンプルな生活を心がけます。物質を手に入れるために費やす時間を，自然に親しみ，心豊かな生活を送り，家族や友人と過ごす時間に使っています。

物欲が満たされれば，幸福になれるという考えが間違っていることに人々は気がつき始めています。あれもこれもと物を買うことが，ストレスを強める結果になっています。高収入を得て，いろいろなものを買っても，精神的な満足を得，家族がまとまり，社会がよくなるわけではありません。たくさんの高価なものを買うためには，長時間働かなければならず，家族や友人と過ごす時間が削られます。「生活の縮小運動」は，ゆっくりとしたエコな生活を送って，人生を楽しむこと，あまり加工されていない食品を多くとるシンプルな食生活を提唱しています。「生活の縮小運動」に参加している人は，ストレスの少ない生活を送っています。

第2部
人間関係をストレスにしない

レッスン４

コミュニケーション上手になる
――ソーシャルスキルトレーニング

対人関係におけるコミュニケーションは，日常生活における大きなストレッサーの１つです。適切に自分の気持ちを相手に伝えることができれば，ストレスがかなり減少すると考えている人は少なくありません。上手なコミュニケーション法としてのソーシャルスキルをストレッサーへの対処術の１つとして身に付けることができれば，精神的および身体的ストレス反応を起こさずに健康的生活を送ることができます。重要なソーシャルスキルの１つが，対人コミュニケーションにおける自己主張です。自己主張をする人を，文句ばかり言う人，計算高い操作的な人，自己中心的な人と勘違いしている人も少なくはありません。自己主張トレーニングは，ウォルピによりソーシャルスキルトレーニングにおける適切な対人コミュニケーション法を身に付ける方法として開発され，広く用いられています。

自己主張について

「自己主張行動」は，３つの要素を含んでいます。①対人関係において自分の考えや感情の正直で比較的率直，明瞭な表現をすることで，②その自己主張行動は社会において認められる適切な行動でなければなりません。③さらに自己主張行動は，相手の感情や幸福を考慮した行動でなければなりません。

自己主張行動には，**「断り・拒否の自己主張」**，**「賞賛の自己主張」**，**「要求の自己主張」**があります。断り・拒否の自己主張とは，他人が自分の目的を押し付けてくる行動やこちらの目的遂行を妨害する行動に対して，社会的に認められる巧みな方法を用いて阻止したり，不本意ながら従わなかったりすることです。例えば，スーパーマーケットのレジで長い列に並んで待っているときに，割り込みがあったとします。「すいませんが，この列に順番に並んでいます」と言えることが断り・拒否の自己主張です。もう1つの例は，友人がお金を貸してほしいと言って来たとき，「申し訳ないけれど，今月はいろいろと買い物をしてしまい，お金を貸せるような状態ではないです」という反応です。「自分の権利を守り，人につけ込まれたくない」という気持ちは誰にでもあり，理不尽な要求と適切な断りや拒否について一致した見解が得られやすく，社会に認められる主張の統一的見解が示されています。

賞賛の自己主張とは，感謝の気持ち，好意，愛情，賞賛，ほめる，価値を認めるなどの好ましい感情の表現です。例として，「素敵な服だね」，「それは素晴らしい意見だ」，「その通りだと思う」，「うまく処理したね」，「ありがとう」，「実に的を射ている」，「好きです」などがあげられます。好ましい感情を誠実に，暖かく，社会的に適切な方法で表現することは，対人関係において大切なことですが，断り・拒否の自己主張に比較して，適切な賞賛の自己主張は状況によりさまざまであると言えます。恋人や親に対して適切な賞賛の自己主張が，職場の同僚に対して適切であるとは言えず，時と場合，相手によりその表現の適切さが異なり，複雑です。

要求の自己主張は，自分の欲求を満たしたり，自分の目的を達成したりするために他人に何かを頼むときに用いられます。要求の自己主張において重要なことは，他人の権利を侵害しないということです。要求の自己主張の例は，「ゴミは収集日の朝に出してください」，「電車内で携帯電話を使用しないでください」などです。他の自己主張と組み合わせて使うこともあり，スーパーマーケットのレジで，「すいませんが，この列に順番に並んでいます。最後尾に回ってください」，賞賛の自己主張とともに「素敵な服だね。これから一緒にしゃれたレストランに食事に行こう」のように使えます。

同じ自己主張行動でも時と場合により，適切であったり，不適切な行動になったりします。買い物に行きたいので車に乗せてほしいという要求に対し，「今，手が離せないので出かけられない」と断るのは適切な自己主張行動ですが，「熱が 38 度もあるので病院に連れて行ってほしい」という要求に対しては不適切な自己主張行動です。

また，自己主張行動は攻撃的行動とは異なります。攻撃的行動とは，相手の権利を考えずに，自分の要求を敵意や威圧，強制的な態度で表現する行動です。敵意や威圧の意思がそこにあるか否かを確認することはなかなか難しいですが，他人の幸福に必要以上に悪い影響を与える行動が攻撃行動であるとされていいます。行動の結果をみると，その行動が自己主張行動であるか否かが明らかになります。他人に不利な結果をもたらすことなしに，自分の目的を達成できる行動が自己主張行動で，対人関係において，よい結果を得る社交的で交際上手な行動も自己主張行動です。その状況において適切な，社会的に受け入れられる行動が，自己主張行動であると言えます。

自己主張しない理由

好ましい感情の表現，ほしいものを要求する，自分の権利を守ると言った自己主張行動は，自分の望む結果をもたらすものであり，多くの人が自然に行っています。しかし自己主張行動を行うことができない人もいます。自己主張できない人は，断りや拒否の行動が必要な状況に遭遇したとき，断り・拒否の自己主張を行うと他人の自分に対する評価が下がるのではないかという不安を抱きます。嫌われることに対する不安が強く，自分の権利よりも人の自分に対する気持ちや評価を大切と考えていて，よい人と思われたい気持ちが強い人たちです。さらに，自己主張できない人は，抑うつ状態の人と同様に自分の行動に対して好ましくない結果を予想する傾向があります。自分の能力，努力，自分自身に対してよい結果を結び付けて考えることができず，よい結果が得られたとすると，それは自分の自己主張行動が有効に働いた結果であるとは考えず，たまたま運が良かったと考えます。自己主張できる人は自己主張場面を想像すると血圧が下がります（自己主張したことでリラックスする）が，自己主張できない人は自己主張場面を想像すると血圧が上昇する（不安や緊張感を抱く）という研究結果も示されています。

自己主張の自己診断

不公平なことに対して，自分の権利を守ることは当然ですし，人の理不尽な行動に対して自己防御したり，自分が望むものが人の幸福を著しく阻害するものでなければ手に入れたりすることは，精神身体的健康を維持するために必要なことです。人から“よい人”と思われるように子どもの頃から身に付けてきた考え方とその考えに対応する正当な権利を次にあげます。自己主張できないのは,「よい人と思われたい」,「人から拒否されたくない」といった考えに基づく誤った現実の認識があるためであり，その認識が自分の持つ正当な権利を守ることを邪魔しています。自己主張できない認識と適切な認識を次に記述してあります。

自己主張を妨げる認識（A）と適切な認識（B）のいずれの考え方をしているか，自己診断してみてください。12項目におけるAが自分の考えによく当てはまる時には1，多少当てはまる時には2，どちらともいえない場合は3，Bが自分の考えに多少当てはまる時には4，Bが自分の考えによく当てはまる時には5に○をつけて回答してください。

HP

自己主張できない認識と適切な認識

	A．自己主張を妨げる認識		B．適切な認識や正当な権利
1	権威者の考えは尊重し，自分の考えは胸にしまって言われた通りにする	1－2－3－4－5	自分の意見や信念を持つことは適切なことである
2	人の行動には正当な理由があるので疑問を持たずに，人に合わせて行かなければならない	1－2－3－4－5	不公平な扱いや批判に対して抗議する権利がある

3	自分の要求より他人の要求を優先すべきである	1－2－3－4－5	時には，自分の要求を優先してもよい
4	自分の問題で人の貴重な時間を使ってはいけない	1－2－3－4－5	人に手助けしてもらったり，精神的援助を受けたりすることは適切なことである
5	アドバイスをしてくれる人の言うことは，正しいので聞いたほうがよい	1－2－3－4－5	人のアドバイスに従わなくてもよい
6	付き合いをよくしておかないと社会性のない人間だと思われる	1－2－3－4－5	付き合ってほしいと人が思っていても，一人でいたいと思えばそれでよい
7	困った人を見つけたら，助けなければならない	1－2－3－4－5	他人の問題に対して責任を持つ義務はない
8	人の要求や希望は言われなくても，分かるようでなければならない	1－2－3－4－5	人の要求や希望に絶えず気を使う必要はない
9	質問をされたら，はぐらかさずに，必ず答えなければならない	1－2－3－4－5	ある状況に対して反応しない，何も言わないことも適切なことである
10	すべてのことに対して，適切な対処ができなければならない	1－2－3－4－5	誰でも時には，間違いをすることはある

丸印を付けた数の合計点を算出してください。最高は50点，最低は10点，35点以上であれば自己主張でき，自分の権利を主張できる考えをしていることになり，30点以下であれば自己主張を妨げる考えをする傾向が強いと言えます。

人から「よい人と思われたい」，「人から拒否されたくない」ために自己主張できない認識を持っている人は多くいます。不公平なことに対して自分の権利を守ることは当然で，人の理不尽な行動に対して自己防御し，自分が望むものが人の幸福を阻害するものでなければ手に入れるために自己主張することは当然のことです。そのためには，誤った認識およびそれに対応する適切な認識を自覚することが大切です。

自己主張能力を身に付けるためには自分について十分把握しておくことが大切です。さらに，「断り・拒否の自己主張」がどの程度行えているか，自己主張行動調査票を用いて，自己診断を行ってください。

自己主張行動調査票

次の状況をよく読んで，自分がその状況に置かれた時の対応の仕方を，次の5つのうちから選んで回答してください。

5つの反応

A．はっきりと断り，断ったことに対して後ろめたさは感じない。
B．はっきりと断るが，断ったために不快な気分になる。
C．断らないが，断れなかった自分に対して不快に感じる。
D．できれば断りたいが，断らず，そのことを特別気にもしない。
E．当然の要求のように思えるので，断ることはしない。

葛藤状況

1．古本を1,000円で売りたいと思っています。単なる知り合いの人がその本を必要としているがどこの本屋にもなく，700円で売って欲しいと言ってきました。古本屋に行けば，1,000円で売ることができます。
2．本を必要としているのは友人ですが，あなたは今お金がなく，借りたお金を返すために1,000円が必要です。
3．本を必要としているのは単なる知人ですが，あなたは今お金がなく，借りたお金を返すために1,000円が必要です。

4．単なる知人が一緒に食事に行こうと誘いました。あなたが一緒に行かなければ，その知人は食事に出かけないことが分かっています。
5．単なる知人が一緒に食事に行こうと誘いました。あなたが一緒に行かなければ，その知人は食事に出かけないことが分かっています。しかし，あなたはもう食事を済ませてしまいました。

6．友人が絶えず清涼飲料を買うために，100円を借りていきますが，返してもらったことがありません。このことに対してあなたは少々腹が立ってきて，今度は貸すのを止めようと考えています。またその友人が100円を貸して欲しいと言っています。

7．単なる知人が相手だった場合にはどのように対処しますか？
8．友人が絶えず清涼飲料を買うために，100円を借りていきますが，返してもらったことがありません。このことに対してあなたは少々腹が立っているだけでなく，自分がお金が足りなくなり，節約しなければならない状況になってしまい，今度は貸すのを止めようと考えています。またその友人が100円を貸して欲しいと言っています。

9．ちょっとした知人が来週，返すから1,000円貸して欲しいと言ってきました。お金を貸してしまうと返してもらうまで，欲しいと思っていたものが買えません。
10．あまり親しくない人が，週末帰郷するので図書館に，代わりに本を返却してきて欲しいと頼みました。来週では期限が切れてしまうそうです。図書館までは25分かかり，本は重く，週末その近くに行く予定はありません。
11．ある慈善団体で働いている人の仕事を，手伝うことになりました。あなたの手助けをとても必要としているのですが，予定が決まってみるとその仕事をするのは，定期試験の最中であることが分かりました。
12．期限の迫った仕事がいくつもあります。友人が一緒にコンサートに行こうと誘ってきました。本当の友達ならば一緒に行くべきだと思っていると感じます。
13．ある慈善団体で働いている人の仕事を，手伝うことになりました。あなたの手助けをとても必要をしているのですが，予定が決まってみるとその仕事をするのは，家族旅行を予定している週であることが分かりました。
14．家に帰る途中で，近所に住んでいる顔見知りの人に会いました。これから寄る所があるので，重い荷物を家まで持って行って欲しいと頼まれました。自分も大きな荷物を持っていてとても負担です。
15．高校生の男の子が，新聞の購読の勧誘に来ました。セールスコンテストに優勝すると奨学金がもらえるので契約してほしいとのことです。読みたい新聞でないだけでなく，値段も高すぎるように思います。

15の葛藤状況において，Ａと回答した場合は自己主張ができていることになり，Ｂ，Ｃ，Ｄ，Ｅの回答はいずれも自己主張できていない行動となります。前の質問で30点以下だった方，この質問でＢ，Ｃ，Ｄ，Ｅの回答が多かった方は，次の自己主張トレーニングの練習を行ってください。

自己主張トレーニング

自己主張トレーニングは，不公平な状況に置かれたり，不当な扱いを受けたりしたこと，コミュニケーション下手であることが原因の抑うつ状態，怒り，敵意，不安，対人関係過敏症状の改善に効果があります。自己主張トレーニングには，４つの段階があります。

ステップ１：受身行動の確認

自己主張行動と比較しながら，自己主張できない受身の行動スタイルがどのようなものか確認します。受身の行動スタイルと自己主張行動スタイルのコミュニケーションの実例は次の通りです。

・受身の行動スタイル

差別されたり，自分の要求を主張できなかったり，自分の意思にかかわりなく人の言う通りにする行動スタイルです。メリットは表立って拒否されることはありませんが，人に利用され，怒りや敵意が蓄積されて行くといったデメリットがあります。受身の行動は，自分の望むものを手に入れることができないだけでなく，要求への拒否を受け入れてしまう自分に対しての落胆から，抑うつ的になったり，自尊心が低下したりします。

例１）
A：アパートの人が収集日に関係なくゴミを出すので，道にごみが散らかって不衛生です。専用のゴミ置き場を作ってください。
B：費用がかかるので，そんなものは作れません。
A：そうですか。

例２）
A：今日は疲れて食事の支度をする気がしないから，外で食事がしたいわ。
B：昨日も，おとといも夕食は外食だったじゃないか。
A：すみません。今から支度します。

例３）
A：僕のガールフレンドは高収入で，高級レストランでご馳走してくれたり，歌舞伎，ミュージカルの鑑賞券を買ってきてくれたり，感謝している。
Ｂ：女におごられ，何か買ってもらうとはだらしない，情けないやつだ。
Ａ：だらしない，だめな男で情けない。

・自己主張行動スタイル

自分の要求を主張し，本当の気持ちを表現し，人に利用されないように行動します。同時に，人の気持ちを思いやることもします。自己主張行動のメリットは，他人を憤慨させることなく，自分の望むものを手に入れることができることです。自己主張行動スタイルの人は，罪悪感や不快な感情を抱かずに，自分の利益のために行動することができます。屈辱を味わったり，引きこもったり，攻撃したり，非難したりする必要がなく，さらに状況を悪化させる回避行動を取る必要もなくなります。自己主張行動により傷つくことはなく，対人関係における問題の解決になります。また，要求の自己主張行動は，解決のためのプランを示し，問題を解決するために交渉し，互いの合意を見出すことに役立ちます。

例１）
Ａ：アパートの人が収集日に関係なくゴミを出すので，ゴミ置き場に屋根と扉を付けてください。
Ｂ：費用がかかるので，そんなものは作れません。
Ａ：清潔な環境を保つために管理費の一部を使えばいいのではないですか。
Ｂ：管理費の用途は決まっていて，余分な出費はできません。
Ａ：１回のわずかな出費で，快適な住環境を何十年も保つことができます。
Ｂ：空室ができるよりはいいので，付けましょう。

例２）
Ａ：今日は疲れて食事の支度をする気がしないから，外で食事がしたいわ。
Ｂ：昨日も，おとといも夕食は外食だったじゃないか。
Ａ：今週は重要な会議の準備で，お昼を食べる暇もないほど忙しいのよ。明日の午前中で会議が終わるから，明日からは家で作るから。
Ｂ：それだったら，今日は外で食べよう。

例3）

A：僕のガールフレンドは高収入で，高級レストランでご馳走してくれたり，歌舞伎，ミュージカルの鑑賞券を買ってきてくれたり，感謝している。

B：女におごられ，何か買ってもらうとはだらしない，情けないやつだ。

A：彼女は高収入で，僕は今親が病気で，病院の支払いが大変で娯楽に使える金はない。僕には自分の分さえも払う金がないから，２人の時間を楽しむために収入の多い者が払うのは悪いことではないと思う。

ステップ２：自己主張トレーニングの実行

自己主張できない場面を書き出します。

①その自己主張できない場面はどのような場面で，誰に対してで，どのような事柄についてなのか，時，人，出来事について具体的に記述。
②どのように対処したのか，自己主張できないのはなぜか，本当に望んでいることはどのようなことなのか明確に記述。
③自己主張できない場面を書くとき，その場面を体験したときの感情や考えをよみがえらせる。

自己主張できない場面では，「できるわけがない」，「どうせだめだ」，「馬鹿みたいだ」など，否定的に考えて，緊張感が高まっています。次に，自己主張できない場面の記述例をあげます。

例）授業に出席しないで期末試験の前になるとノートを借りに来るＡさんに対して，内心は不愉快に思っていますが断ることができず，いつも貸しています。対人関係に自信がなく，なかなか友人ができないので，Ａさんが自分のことを利用しているだけなのではないかと思いながらも，ノートを貸しています。ノートを貸すだけの友達ならいても仕方がないと思いながらも，Ａさん以外の新しい友達はできないのではないかと考えてノートを貸し続けています。

ステップ３：自己主張行動スタイルに変える

自己主張できない場面における自分の行動を変えてみます。同じ問題状況で，自己主張するように計画を立てながら場面を書き換えます。必ず，次にあげる６つの要因が含まれているようにします。

1．**目標の決定。**希望，要求，状況における感情を明確にする。目標を常に頭に置いて，状況を変えるために交渉する。
2．**時間と場所の選択。**問題について話し合うために自分と交渉相手にとって適当な場を作る。その場で対処しなければならない状況（待っている列に割り込まれた）は除く。
3．**問題状況の明確化。**できるだけ詳細に問題状況を記述する。
4．**感情の表現。**人を評価したり，責めたりせずに，自分の感情について状況を特定して，表現する。「思いやりがない」，「ひどいことをする人だ」などと言うのではなく，「待ち合わせの約束をすっぽかすなんて，すごく傷ついた」という表現を用いる。
5．**要求の表現。**分かりやすく手短に，具体的に，明確に要求する。
6．**予想される結果。**自己主張したことでどのようなよい結果がもたらされるか考えてみる。相手が同調してくれたときと，結果が思うようにならなかったときと両方考えてみる。

６つの要因に従った場面の記述例は次の通りです。

例）同僚が昇進して行くのに，自分だけ取り残されていることに疑問を感じています。説明は何もなく，会社や上司に否定的な感情を抱いています。

①目標の決定：自分が昇進しない状況について説明を求めよう。怒りや憎しみはこの状況を解決しない。
②時間と場所の選択：明朝，課長とアポイントをとって，話してみよう。
③問題状況の明確化：昇進できなかったことについて何の説明も受けていない。自分が得る仕事だと思ったところに他の人が配置されている。
④感情の表現：なぜ自分がだめで，どのようにして決定されたのかについて知らされないと，気持ちが落ち込み，やる気が喪失する。
⑤要求の表現：どのような評価がなされ，決定が何に基づいているのか説明を求めたい。
⑥予想される結果：決定のプロセスや基準について説明があれば，仕事へのやる気が起きる。

ステップ４：自己主張行動の完成

自己主張行動スタイルに磨きをかけるには，相手の操作的行動に対処する技術を身につける必要があります。自己主張行動を無視しようとする人の計画的行動に対して対抗する手段を身に付けます。よくある妨害する操作的行動への対処法は次のようなものです。

1．人が怒っているときには，その人が冷静になるまで話し合いは延期する。「大変気持ちが混乱していらっしゃるようだから，落ち着かれてから話しましょう。今日の午後にでももう一度話し合いましょう」
2．挑発するような批判には，一言で返事をし，連鎖を断ち切るような言葉で反応する。
「はい……いいえ……たぶん」
3．挑戦的な話しかけには自分が冷静に返答できるまで，反応しないようにする。「少し考えさせてください」
4．関係ないことで問題をはぐらかされないように，自分の主張をする。「よく分かります。ですが……」，「はい，しかし」，「……そうかもしれませんが，私の言いたいことは……」のような表現を用いて冷静に繰り返す。
5．問題となっている状況だけでなく，これまでにあったいろいろなことに話題が広がって行くような場合は，現在の問題に話題を引き戻して行く。「これまでの過ぎてしまったことをいろいろ話しても問題の解決にはなりません。この問題について話しましょう」
6．誤りを犯したときには，過ちとして認めるが，1つの過失ですべてがいい加減な人間であるような非難は受け入れない。「今日は，渋滞で20分も遅刻したが，いつもは約束の時間を守っています」
7．批判をよく聞いて，批判に対してきちんと弁明する。「私の言ったことで傷ついたと言うけれど，どの言葉があなたの何について問題だと指摘したと思ったのか，具体的に話して下さい」

さらに自己主張を妨げる，攻撃的で厄介なものもあります。

a．こちらの自己主張行動を笑い飛ばす。
b．問題状況について非難を浴びせたり，脅したりする。
c．関係ないことも持ち出して個人攻撃してくる。
d．話し合いの機会を先送りにする。
e．どうしてそういうことを言い出すのかと質問して来る。
f．泣いて，被害者のように振る舞ってくる。
g．そんなことした覚えはないと否定してくる。

このような自己主張を妨げる計画的行動に対しては，前述の1から7の計画的行動への対処法を参考に，自己主張行動を実行し続けることが大切です。

社会的スキルトレーニング

自己主張トレーニングの発展に多大な影響を与えた，社会的スキルトレーニングをここでは練習します。日常的に行うことが可能な方法で，コミュニケーションスキルとその能力を高める訓練です。

1. **フィーリングトーク（感情の言語化）の能力を高めます。**自分の本当の気持ちや希望を正確に伝えることが，コミュニケーションには重要です。そのためには日常的に，自分の感情を言葉で表現することができるように心がけます。どのような感情でも言葉にでき，上手に表現できるようになれば，相手にも自分の気持ちを適切に表現し，伝えることができます。
2. **表情トークとは，いろいろな感情を表情で表現することです。**表情トークの能力を高めることにより，非言語コミュニケーション能力を高めることができます。コミュニケーションの約60%は言語でなく，非言語によるコミュニケーションです。自分の感情を表情で的確に表現して，相手に伝えることができれば，より多くのことを人に伝えることができます。
3. **賞賛の表現力を高めます。**会話の中で，相手を誉めたり，認めたりするコメントをするように心がけます。相手の行動を誉めたり，認めたりするだけでなく，相手の意見に対して賛成や賞賛の気持ちを伝えるコメントをします。人はけなされたり，反対の意見を言われたりするより，賞賛されたほうがいい気分になり，よい人間関係を保つことができます。
4. **理由を聴く練習をします。**相手の要求にすぐに従ったり，拒否したり，提案に関する反対意見を述べるよりは，要求や提案をしてくる理由を聞くようにします。理由を聞くときに，対立するような態度で聞くのではなく，手際よく，如才なく，機転を利かせて聞くように練習します。理由を聞くことにより，要求に対するより適切な行動をとることができるだけでなく，そのまま要求を受け入れるのではなく，自分にとって好ましい方向に内容を変更することも可能になります。
5. **相手の目を見るように正面を向いて，自分のことを話す練習をします。**社会的スキルのない人は，自分の話など人は興味を持たず，退屈に思うと決め付けています。人が興味を持つような表現で，自分のことや体験について話す練習をします。よそよそしかったり，引っ込んでいたりするよりもずっと，人から好ましい反応があるはずです。
6. **誉められたときには，自己卑下せずに素直に嬉しい気持ちを表現しま**

す。「そのネクタイ素敵ですね」に対し「安物だよ」というよりは，「自分も気に入っている」と反応が返ってくるほうが，言った方もうれしい気分になります。

自己主張や社会的スキルのトレーニングを行い，何度もリハーサルし，いざ実際の場面で自己主張しようとして，トレーニングにおける実行方法が気になり，自然に振る舞えないのではせっかくの訓練が生きてきません。現実場面で，臨機応変に，のびのびと自然に行動できるように，十分練習やリハーサルをすることが大切です。次にあげた「社会的スキルトレーニング日誌」を用いて，1．から6．を練習してください。鏡の前での一人の練習や，信頼できる人を相手に行う練習が有効です。

社会的スキルトレーニング日誌

6つの重要なスキルを実行し，行った日とその内容を記録します。それぞれのスキルを1日に少なくとも2回，実行して下さい。

	月　　日	実行の内容
1．フィーリングトーク		
2．表情トーク		
3．誉める練習		
4．理由を聞く		
5．自分の話		
6．褒められた時		

レッスン５

相手を変える

――強化と刺激統制

「親との関係で困っている」,「子どもが言うことを聞かない」,「夫を何とかしたい」,「職場の人間関係で悩んでいる」,「友人関係が思うように行かない」など,人間関係で悩んでいる人は多く,相手を変えたいと思っている人は少なくありません。相手を変えることは容易ではありませんが，自分の行動を変えると相手も変わります。人間関係で相手を変えるために有効な心理学の理論があり，行動理論といわれています。学習理論ともいい，行動の習得を説明する理論です。ここでは心理学教授 スキナーによる行動理論のオペラント条件づけを，人間関係に用いる方法を紹介します。スキナーは,「生まれたばかりの子どもを預けてくれれば，望みどおりの子どもに育ててみせる」と言いました。子どもを育てる人の行動と環境を統制すれば，子どもの行動もコントロールすることができるとしています。もちろん,心理学的ユートピアである「ウォールデン ２」の環境で子育てをすればということです。子どもを，離れ小島のような環境で育てれば，そのようなことも可能かもしれません。子どもの環境にはさまざまな要因があって，すべてをコントロールすることは困難です。しかし，こちらの行動を変えると，相手の行動が変わることは確かです。

相手の行動を変える強化

心理学にオペラント条件づけ理論があります。人がある行動を行い，またその行動が繰り返し行われる可能性は，行動に伴う結果に影響されます。オペラント条件づけの理論をより分かりやすく解説するために，動物の実験例でまず説明します。空腹の猫を，ひもを引くと扉が開くようになっている檻の中にいれ，その前に魚を置きます。猫は，檻の柵の隙間から手を出して魚を取ろうとして失敗し，檻の中を歩き回りいろいろと試みているうちに，偶然にひもを引いて外に出て，魚を食べることができました。また猫を同じ檻に入れ，偶然にひもを引いてドアが開いて，魚を食べることができます。何度もこの過程を繰り返すうちに，猫は魚を食べるために，ひもを引いて外に出るようになります。報酬が伴う行動はその行動量が増加し，習慣となります。この報酬のことを行動理論におけるオペラント条件づけでは,「強化」と言います。強化が伴う行動は，行動量が増加して習慣となります。

人の例をあげます。子どもが一生懸命勉強している行動に対して親が愛情を持って注目すれば，一生懸命勉強する行動が多く見られるようになります。子どもの望むことが親の愛情ある注目であり,一生懸命勉強した結果として親の注目が得られることが分かれば，一生懸命勉強する行動の量が増加し，習慣となります。子どもが食事の後片付けを手伝ってくれるたびに褒めれば，褒めることが強化となって子どものお手伝いが習慣となります。赤ちゃんが手を動かしながらニコニコする行動を見せるたびに両親が愛情を持って注目すれば，愛情ある注目が強化となって赤ちゃんの手を動かしてニコニコする行動が多く見られるようになります。隣の人が我が家の前の道路まで掃除をしてくれているので，挨拶してお礼を言うようにしたら，毎朝掃除をしてくれるようになりました。部下に丁寧な仕事をしてほしければ，丁寧な仕事をしてくれたときにそれを評価し，ボーナスに反映させれば，丁寧に仕事をしてくれるようになります。上司に公平で，正当な評価を望むのであれば，公平で正当な評価が行われたときに感謝の意を伝えると，公平で，正当な評価が習慣となります。誰かにその行動を習慣的に行ってほしければ，その行動に対して強化が伴うようにすればよいわけです。

〈社会的強化〉

相手が望むものであれば，さまざまなものが強化となります。一次強化といわれている食べ物，飲み物，二次的強化であるお金，賞賛，是認などです。食べ物，飲み物，お金，貴金属などの物質が強化に使われると，行動を習慣化することに強い威力を発しますが，社会的強化も行動の習慣化に有効です。社会的強化とは，友好的に接すること，愛情を示すこと，ほめること，励ますこと，感謝を表すこと，認めることなどがあげられますが，ただ，興味や関心を示す，話に耳を傾ける，そのことに気付いていることを知らせることでも十分に強化として効力を発揮します。そして，物質による強化よりも，社会生活におけるどのような状況においても，自然に，広くいろいろな場面で用いることができます。ある芸能人が，ご主人が家事に協力してくれているので，自分で感謝状を作り，贈呈したと話していました。上手な社会的強化の一例です。

社会的強化を用いるときには，次のことに注意してください。相手のどの行動に対して強化しているか明らかにします。さらに，社会的強化となる言動はシンプルにし，余計なことを付け加えないようにします。門限を守った娘に，「時間どおりに帰ってきてくれて，うれしい」と言葉をかけるのは社会的強化になりますが，「時間どおりに帰ってきてくれて，うれしい」に「いつも時間どおりに帰ってくれるとよいのに」と付け加えることで，「いつも時間どおりに帰ってこない」という不満のメッセージの方が強く作用してしまいます。「部屋の掃除をしてくれてうれしい，お風呂も掃除されているともっとうれしかった」も，掃除をしてくれた行動に対する社会的強化にはなりません。「お風呂が掃除されていない」という不満の気持ちがメッセージとして伝わります。このような言い方をすれば，また部屋の掃除をしてくれる可能性は低くなります。

また，特に親しい人間関係，家族関係においては，他人じゃないから「言わなくてもわかる」，無償で義務や雑務を果たすべきだと考えられがちで，賞賛，是認，励まし，感謝の表現は必要ないと主張する人もいます。社会的強化を用いてちょっとした好ましい気持ちを互いに表現することは，どのような人間関係においても大切です。人間関係において社会的強化を用いることを心がけてください。あなたの相手に対する態度が変わったことで，相手も変わることを実感できます。

強化は人の行動を変えることができますが，その強化がその人の望むものでなければ効果がないことを心に留めておくことが重要です。糖尿病でカロリー制限をしている人にお菓子をあげても逆効果で，スポーツが好きでない人にボクシングのチケットを送っても効果はありません。ただし，社会的強化は，職場の女性に愛情を注いだらセクハラと思われるかもしれないことぐらいに注意が必要なだけで，おおむね誰もが強化と受け取ります。

さして有能でもないのに，会社でよいポストを得たり，うまく立ち回っていたりする人がいませんか。「ゴマすりだ」,「おべっか使いだ」などと評価されているかもしれませんが，社会的強化をたくさん用いている人だといえます。誉められたり，感謝されたり，認められたりして，いやな気持ちになる人はいません。思い切って，社会的強化を随所で用いてみてはいかがでしょうか。ただし，何でもかんでも強化していると自分にとって好ましくない行動も強化してしまい，とんでもない負担を背負ったり，評価を下げたりする場合もあるので，あくまでも自分が強化したいことに対して用いることをお勧めします。

〈消去〉

オペラント条件づけにおいて強化され習慣となった行動も，強化されない状態が続くと次第に行動量が減り，行動が起こらなくなってきます。実験箱に入れられ，棒を押すとえさ箱にえさが出てきて，大好きなチーズが食べられるネズミも，棒を押してもえさが出てこなくなると棒を押さなくなります。ネズミでさえも無駄なことはしません。ですから人もよいことが伴わない，強化されない行動は行わなくなります。これを消去と言います。消去抵抗というものがあり，長い間，強化された行動は消去が起こりにくくなります。しかし，たとえ抵抗があっても，行動に好ましい結果を伴わせない，強化しない状態を続けて行けば，その行動は起こらなくなります。

消去の例をあげます。いじめた時，相手が泣き顔で辛そうにすることは，いじめっ子にとって強化になります。辛くともいじめられた時泣き顔をしないようにし，平然としていましょう。相手のいじめ行動を強化しないとその行動は消去されることになります。昼休みに外に昼食を食べに行くとき誘われない場合，悲しそう，情けなさそうな顔をして誘わない人の行動を強化をせずに，一人で大繁盛のカウンターがあるお店に行くか，お弁当を持参するか，お弁当を買ってきて，大好きな本を読んだり，ワンセグでお昼のテレビを楽しんだり，誘われないでよかったと思っている状況を演出し，消去手続きを実行します。強化しているつもりではないのに強化してしまった相手の行動も消去の手続きで，その行動を減少させることができます。上司や同僚にからかわれたり，不快なことをいわれたりした場合，はっきりと不快であることを告げてから無視をしたり，席を立って同席しないようにしたりなどして消去手続きを行います。子どもがおとなしく絵本を読んでいるとそっとしておいて，壁に落書きを始めると注意を向けていませんか。困った行動には「ダメ」とはっきりと言ってから注目しないようにして消去します。落書きができないような壁にしたり，壁に落書きをしてもすぐにふき取れるようなものにしたりなどして，落書きしても面白くない状況を作ることも大切です。このメカニズムについては後で，刺激統制の項で説明します。

子どもが元気に遊んでいると安心して放っておいて，おなかが痛いと言ったり，咳をしたりするとかまう親の行動は，子どもが体調不良のように振る舞うことを強化しています。慢性疾患を持っている子の兄弟姉妹が，病気になりたがるのは，病気であることが強化である親の愛情を獲得できると考えるからです。このような状況での消去はなかなか大変です。体調が悪い子どもを放っておくわけには行きません。このような場合は，病気の子に対して元気でいるときに，体調が悪いときよりも関心を示し，元気な状態でいるときにより強い強化がえられるようにします。元気なときに家族みんなで楽しいときを過ごすことなどで実行できます。生活の中の人間関係にはいろいろな状況があり，複雑な要因が絡み合っていて，そんなに単純には行かないと思う方もいるかもしれません。しかし，強化と消去は適切に使って行けば，必ず今の状況を改善することができます。これらの例を参考にして，社会生活のいろいろな場面で強化と消去の手続きを応用してみてください。

〈部分強化〉

強化は人の行動を変える効果がありますが，強化されない行動は，その行動量が減少して消去されます。いつもいつも一緒にいて好ましい行動を強化し続けることは困難です。どうしたら習慣となった行動を維持することができるのでしょうか。好ましい行動量を増やして，その行動を習慣にするために連続的強化は必ずしも必要ではなく，「部分強化」を用いることができます。部分強化について，実験箱に入れたネズミが棒を押すとえさ箱にえさが出てきて，大好きなチーズが食べられる実験例で説明します。棒を押すと大好きなチーズが出てくることがわかり，棒を押すことが習慣となったネズミに対して，棒を押しても毎回チーズを出さないようにします。すると棒押し行動が減少して消去されてしまうどころか，棒を押すたびに毎回チーズをもらったネズミよりも，棒押し行動が消去されにくくなることが証明されています。つまり，いつもいつも行動に強化があるよりも，３，４回に１回，２，３分に１回，棒を押したときにチーズが出てくる方が，長く棒押し行動が習慣として維持されるということになります。人の場合は，回数や時間の間隔が空いても部分強化として効力を発揮します。

生活の中では部分強化は，どのように使うことができるでしょうか。子どもが一生懸命勉強しているとき，時々ほめれば効果があることになります。隣人が我が家の前の道路まで掃除をしてくれているのを見かけたときに，挨拶してお礼を言えばよいのです。丁寧な仕事をしてくれた部下に対し時折，それを評価し，ボーナスに反映させることが部分強化の応用です。

組織的に部分強化を用いた例を紹介します。A市では家庭のごみ収集においてゴミ分別をきちんと行ってもらうために，１カ月に１度，アトランダムに選んだ家庭のゴミを調べ，しっかりと分別されていれば，景品を出すことにしました。この組織的活動の結果，ゴミの分別が有効に行われるようになりました。Ｂスーパーマーケットでは陳列棚の整頓を徹底するために店員に陳列棚を割り振り，１日に数回，時間を決めずに整頓状態を評定，状態に応じてボーナスの額を決めることにしました。この方法を用いてからは，陳列棚がいつも整頓されるようになりました。

〈罰〉

人が好ましくないと思うもの，嫌悪を感じるもの，罰となるものもオペラント条件づけの要因となります。嫌悪を感じる出来事が伴う行動は，その行動量は減少し，その行動に代わる反応が見られるようになります。行動に嫌悪を感じる反応を伴わせることをオペラント条件づけでは，罰と言います。例えば，子どもが，壁紙に落書きをしたとき，叱ると落書きをしなくなります。野良猫が庭に糞をするので，猫を追い払う薬品をまいておくと猫が来なくなります。罰は刑罰を含めて，好ましくない行動を減少させる１つの方法ですが，いくつかの問題点があります。

第１に，報酬のように予想した結果が得られるとは限りません。好ましくない行動を減少させることはできますが，減少させた行動に代わり，出現した行動は好ましい行動であるとは限らず，さらにもっと悪い行動が出現する可能性もあります。第２には，望ましくない罰の副産物があります。罰を与える人への嫌悪感が生まれ，人にとってとても不幸な結果となる場合があります。親，先生，上司など人生において重要な役割を果たす人々が罰を与え，罰が与えられる場所が家庭，学校，職場など多くの時間を過ごす重要な場所であることが多く，罰を与えられたことで，このような人物や場所に嫌悪感を抱くことは，人にとってとても不幸なことといえます。強い，苦痛を伴う罰は，行動を抑制する効果よりも，攻撃的行動を誘発させます。これらのことは，罰は用いない方がよいということではなく，罰せられた行動に変わる好ましい行動を示し，その行動を強化すること，つまり報酬を与えることが大切です。

相手の行動を変える刺激統制

オペラント条件づけ理論には刺激統制もあり，刺激条件が行動に対していろいろな効果を持っているという理論です。もし私たちが，刺激Ａに対して反応Ａを行うとその行動は強化され，刺激Ｂに対して反応Ａを行っても強化されないならば，私たちは刺激Ａに対しては反応Ａをし，刺激Ｂに対しては反応しません。行動は刺激統制下にあり，私たちは刺激を判断して，行動を選択しているのです。例えば，ベルがなっている電話は受話器を取り上げ，もしもしと応答することにより相手と会話ができることで強化されますが，ベルの鳴っていない電話は，受話器を取っても強化されない刺激です。それゆえベルの鳴っている電話に返事をし，鳴っていない電話には反応しません。

〈生活の中の刺激統制〉

刺激統制は社会生活の中に生かされています。1980年代初めには，シートベルト着用行動について刺激統制を用いて促進させる動きが見られ，ダッシュボードに張られたステッカーなども安全ベルト着用を促すことが報告され，現在のような車にシートベルト着用のサインや音が装備されるようになりました。電車のシートのクッション，つり革の色分けにも刺激統制が生かされています。車庫の前に車を止められて困る場合止めないでくださいと看板を出すこと，ごみのポイ捨てが多い公園に分別されたゴミ箱を置くこと，ごみを捨てていく人が多い場所を花壇にすることなども刺激統制です。大好きなお菓子を食べられて怒るぐらいなら，隠しましょう。恋人を友達に盗られたくないなら（あきれた友達ばかりではありませんが），恋人のうちは紹介しないようにし，結婚式に招待します。大事を成すときは，計画をともに実行する人たち以外には話をせずに，成就してから公表し，人に嫉妬を抱かせないようにします。

子どもに家庭教師を付けて勉強させ，希望の私立高校に入学させることができました。ところがＡさんは友人にその家庭教師が，入学した私立高校の関係者であることを話しました。するとその友人は，自分の子どもがその私立高校受験に失敗していたため，私立高校の受験に不正が行われていると投書しました。不正を行ったわけではありませんが，誤解を招くことから，Ａさんの子は入学を取り消されました……。人に嫉妬や悪意を抱かせるような刺激は，コントロールすることが大切です。秘密主義の人は人間関係において嫌われるように思われていますが，言う必要のない，悪い刺激になるような情報は自分の中にしまっておいたほうが余計な波風を立てなくてすみます。他人の嫉妬や悪意を招く可能性のあることでも，自分の権利を守り，評判を高めるためであれば，十分考慮して話すのは当然のことです。家庭教師を付けたことではなく，希望の学校に入れたことを相手に伝えることが大事だったのではないでしょうか。

相手が気分よくなって，心地よい返答をしてくれるような話をすれば，スムーズな人間関係を持つことができます。誰かと社交的会話をするときには，前に述べた社会的強化を実行して相手の話に相手が気分のよくなる言葉を返すだけでなく，刺激統制も実行して，相手に心地よい刺激となる話をすることも大切です。

これまでの例は相手の行動をコントロールする刺激統制ですが，自分の行動や感情をコントロールして，人間関係のごたごたを乗り越えることにも刺激統制を使うことができます。行動や感情のセルフ・コントロールになる刺激統制の例をあげます。メタボの人が菓子店のある通りを避けて遠回りして帰る，メガネが見つからないで困ることが多いのでベッドの脇にメガネスタンドをおいてそこに入れるようにするなどです。セルフ・コントロールの刺激統制を人間関係の問題に用いる例をあげます。気まずくなってしまった人とアルバイトの曜日を変えていやな思いをしないようにする，家に帰ると文句ばかり言われるので夜遅くまで残業するなどがあります。セルフ・コントロールには，刺激統制だけでなく自己強化も用いることができ，次のレッスン６で紹介します。

第3部
なりたい自分になる

レッスン６

自分を変える

――自己強化と刺激統制

レッスン５で紹介したオペラント条件づけ理論を基本にした行動修正は相手の行動を変えるだけでなく，自分を変えるセルフ・コントロールとしても用いることができます。セルフ・コントロールは，レッスン５で説明した強化，罰，刺激統制を組み合わせて用います。このレッスンからでも始められるように強化，罰，刺激統制について簡単に復習します。強化（報酬やよい結果）が伴う行動はその行動量が増加して習慣になります。自分にとって好ましい行動を習慣にするために，自分自身に対して強化を用いるのが自己強化です。罰が伴う行動は，その行動量が減少します。罰も自分で自分に対して与えることができます。刺激統制では，刺激Ａに反応すると強化されるが，刺激Ｂに対して同じ反応をしても強化されないと，Ｂの刺激に対してはその行動をしなくなる現象を利用します。

セルフ・コントロールの用い方

問題状況において特定の好ましい行動を増やしたり，好ましくない行動を減らしたりすることに有効な方法が，オペラント条件づけを用いた行動心理学教授 カンファーによるセルフ・コントロールです。セルフ・コントロールが適用される問題は，一般的には自己破壊的行動，他者に危害を加える行為，適応行動ができないことがあります。自己破壊的行動や他者に危害を加える行為とは，過食，過度の喫煙や飲酒，薬物使用，暴力的行動などがあげられます。適応行動ができない状況とは，勉強に集中できない，人とうまく付き合えない，家に引きこもる，よく眠れないなどがあげられます。前者の行動に対しては行動量を減少させるために，後者はできていない適応行動の量を増加させるために，いろいろなセルフ・コントロール法を用います。

セルフ・コントロールは，抽象的概念である意志の力により「食べたいものを我慢する」，「お酒，タバコ，覚せい剤などを止める」，「怒りを抑える」，「一生懸命勉強する」，「社交的に振る舞う」などを実行するのではなく，強化や刺激統制などのオペラント条件づけを用いて，系統的に自分の行動を自分でコントロールする理論的方法です。セルフ・コントロールの実行において重要なことは，「**強化**」および「**刺激統制のメカニズムの理解**」，「**セルフ・モニタリング**」（自分の行動観察）です。量を増加させたり，減少させたりしたい行動について自己観察し，関連の情報とともに日誌への記録を用いるなどして，科学的に自分の行動をコントロールします。

次にダイエット，不眠症の改善，勉強スキルの獲得，タイプＡ行動パターンの修正，うつ状態の改善に対して行う，強化，罰，刺激統制を用いたセルフ・コントロールの例をあげます。

ダイエットのセルフ・コントロール

ダイエットには，刺激統制と自己強化の組み合わせが有効です。食物を口にする行動と密接につながっている，食べることを誘発する刺激は，食べ物が目の前にあること，なんらかの理由でキッチンに入ることなどとされています。そこで，食べることを誘発する刺激を生活環境の中から減らして行くセルフ・コントロールとして刺激統制が使われています。食事やおやつを食べる場所を限定し，食べることを誘発する場所のコントロールを行い，仕事や勉強机の上，ベッドの中，歩きながらなどの食事をしないようにします。食事を共にする人との会話以外は，テレビを見たり，本を読んだり，音楽を聴きながら食事をしないようにし，テレビを見たり，本を読んだり，音楽を聴きくことが食べることを誘発しないようにします。１回の食事量を決めてそれ以上は食べないようにし，食べ物の存在が食べることにつながらないようにします。余分な食べ物は置かないようにし，決めた時間以外にはキッチンに入らない，買い物には満腹なときに行く，買い物リストを作り余計な食品を衝動的に買わないなどの刺激統制も実行します。これらの食事行動に関する刺激統制は，食べすぎを予防して，栄養のバランスが取れた適量の食事をとることに役立ち，減量だけでなく，健康を促進することにも有効です。次に，刺激統制と自己強化を組み合わせた「減量のセルフ・コントロールプログラム」を紹介します。

1．容易に口にできる食物を家に置かないようにします。準備に時間がかからない食物，例えばパン，スナック菓子，インスタント食品などは，衝動的で無計画な食事につながります。なんとなく食べてしまうことを避けるために，残り物は冷凍することも大切です。食事は計画し，食事の準備に時間をかけます。
2．食べ方を変えます。一口ごとによく噛んで，飲み込んでから次を口に入れます。口に食物を入れたら箸を箸おきに置き，飲み込んでからまた箸を取る食事方法を実行します。この食事方法により，食事における満足感を大量に食べなくとも得ることができます。
3．食事の場所を，食卓だけなど，1つの場所に限定します。家の他の場所では食事をしないようにします。食事を共にする人との会話以外は，テレビを見たり，本を読んだり，音楽を聴きながら食事をしないようにします。
4．自分の食事行動を自己観察し，たくさん食べないことに役立つことがあれば実行してください。例えば，誰かと一緒に食事をすると過食にならなければ，一人で食事をしないようにします。体重を測定してから食事をしたり，食物のカロリー表を食卓の近くに張ったりすることで食べ過ぎないですむのであれば，そのようにします。
5．衝動的に食べたくなったときには，衝動食いに打ち勝つための他の行動を実行します。例えば，散歩に行ったり，ゲームをしたり，大きなコップ1杯の水を飲んだり，カロリーオフドリンクを飲んだり，ガムを噛んだりします。食べることで満足感を得てストレス解消するのではなく，食事の代わりに満足感を味わえるようなことを見つけて実行してください。
6．自己強化も取り入れます。無茶食いをしなくなり，健康的な食物摂取をしているなどの改善が見られたら，自分で自分に報酬を与えます。自己強化は，1日のカロリー摂取量や食事内容が目標に達したら，新しいCDを買う，映画を見に行くなど好きなものを買ったり，好きなことをしたりすることで実行します。自己強化の手続きとして，記録し，目標ごとに点数を決める方法もあります。一日のカロリー摂取量，食事内容，体重などを表に記録します。目標摂取量，好ましい食事の内容や体重を細かく設定し，目標の達成ごとに点数を決めておきます。点数をためて行き，点数ごとに得られる得点を決めて，実行して行きます。例えば，10点たまると友人にメールしたり，電話したりできるように決めておく方法もあります。20点ためると雑誌を購入できる。100点たまると買い物やコンサートの切符を買うことができるなど，自分の好きなことを特典として，点数を決めてください。

7．一度に1から6までのプログラムすべてを実施するようなことはせずに，徐々に無理をしないで，できる手続きを実行します。1週間に1つのペースで新しい手続きを開始して行くのが好ましいペースといえます。プログラムの各段階における成功の感覚，自信，達成感も強化となり，このこともセルフ・コントロールの大切な要因です。

不眠症のセルフ・コントロール

不眠症の治療にも刺激統制と自己強化が有効であると報告されています。身体的病気が原因でない不眠症は，寝床が睡眠を誘発する刺激ではなく，何度も頭を動かしたり，寝返りを打ったり，なかなか寝付けない睡眠を妨害する行動を誘発する刺激となっているために起きると考えられています。そこで，ベッドや布団が，睡眠を誘発する刺激となるように刺激統制を用いて工夫し，不眠症の治療を行っています。不眠症の治療プログラムは次の通りです。

a．眠くなってから床に入る。眠れないと困ると思い早く床に入ることはしない。

b．ベッドで本を読んだり，テレビを見たり，物を食べたりしない。

c．10分程度経過しても眠れないときは，ベッドから起きて何かを始める。神経が高ぶるようなことではなく，リラックスできることをし，再び眠くなったら床に就く。

d．睡眠時間に関係なく，決まった時間に目覚まし時計をかけて起床する。

e．30分以上の昼寝をしない。

レポート作成スキルのセルフ・コントロール

次に，適切な行動ができない場合のセルフ・コントロールの実行方法を，レポート作成行動の修正を例に説明します。レポート作成を他の行動，いろいろな仕事に置き換えて実行することができます。

レポート作成，報告書作成，試験準備が効率良くできない人に適切なプログラムで，次の１から６を実行します。

1．セルフ・コントロール実行前のレポート作成に費やしている時間を記録します。レポート作成を始めてから止めるまでの時間を記録するだけでなく，レポート作成に集中することを妨げる要因，レポート作成を続けるために役立った要因もセルフ・モニタリングし，記録します。
2．目標を設定します。効率よくレポート作成できる時間を目標として設定します（20分～30分で始め，１日に5分～10分ずつ延ばして行く）。
3．刺激統制を行って，環境の刺激をコントロールします。人に邪魔されない，集中できる作業場所を見つけます。例えば，自分のデスクだと電話や同僚からの話しかけで作業が中断してしまう場合が多ければ，別の集中できる場所を探します。逆に，静かな個室だとすぐ居眠りをしてしまう場合は，ある程度刺激のある場所を選びます。一般的には静かで，照明の明るい場所が最適です。
4．レポート作成を促進する刺激および邪魔する刺激のコントロールを行います。机の上にレポート作成に必要なものだけを置きます。作業を行う場所には，他の行動を誘発するものを置かないようにします。テレビ，ビデオ，電話（携帯電話は電源を切って他の場所に保管しておく），娯楽本などを作業場所から排除します。パソコンについては，レポート作成に必要な資料収集以外の目的でインターネットに接続しないような工夫が必要です。レポート作成以外の目的でパソコンの機能を用いた場合には，罰を設定しておくと効果的です。例えば，レポート作成以外の目的でパソコンの機能を用いた時には，1,000円を貯金箱に入れるなどを実行します。
5．自己強化も取り入れます。目標として定めた時間，例えば20分間，効率よく作業できたら，自分自身で報酬を与えます。自己強化は，最初の目標が20分だとしたら，20分作業したら中断して，コーヒーを飲んだり，好きな音楽を聴いたり，容易に実行できる好ましいこと行い自己強化を実行します。減量のプログラムと同様に，自己強化の実行を記録したり，目標ごとに点数を決めたりする方法もあります。一日の作業量を記録し，一定の時間ごとに点数を決めて，点数を貯めて行く。例えば，20分間作業できれば１点，10分作業時間が増加するごとに１点ずつ加算します。貯まった点数に特典を決めておき，ある程度点数が貯まったら，その特典を行使します。例えば，２点で清涼飲料を飲めたり，３点でケーキが食べられたり，５点ではメールを読むことができたり，テレビを１時間見ることができたり，10点でメールの送受信ができたり，30点でCD

が買えたり，50点たまると高額な買い物やコンサートに行くことができ，100点貯まるとディズニーランドなどに行けるように決めておきます。

6．最初，無理な時間設定を行わないようにします。必ず実行可能な分数を設定します。目標にした時間，作業が続けられないことが何度か続いたら，単に仕事についての行動習慣の問題ではないと考えられるので，もう一度自分の行動観察を行い，その結果に基づき分析し，他の適切と考えられるセルフ・コントロールを試みてください。

タイプA行動のセルフ・コントロール

タイプA行動パターンの修正にも，セルフ・コントロールが有効です。タイプA行動パターンの時間に追われ急ぐ行動と怒り・短気が，虚血性心疾患と関連の深い，危険因子であるとされています。リラックストレーニングによる怒りや敵意の感情のコントロールは，レッスン１で習得できます。ここでは時間に追われるせっかちなタイプA行動を，食事行動を変化させることでゆとりある生活習慣を身に付けて行く方法を用いて修正します。

時間に追われ，せっかちなタイプA行動は，食事や食後の行動に顕著に現れます。食事をゆっくりせず，食後の休憩も十分に取らない，ゆっくりと過ごす時間がない人にゆとりある生活のリズムをつくる方法を身に付けてもらうことで，タイプA行動を減少させ，虚血性心疾患に罹る危険率を低下させる方法を紹介します。

修正の対象となる行動は，時間に追われるせっかちなタイプA行動パターンですが，具体的には食事をゆっくりせず，食後の休憩も十分に取らない食事や食後の行動を修正の対象とします。

食事をゆっくりと取り，休憩時間に好きなことをしてゆっくり過ごすようになると，毎日の日誌に記録する健康感や気分に改善が見られるようになります。さらに，虚血性心疾患や脳梗塞の予防にもなります。

次のような手続きで実行します。

1．修正の実行前の朝食，昼食，夕食とその休憩時間を日誌に記録します。さらに，食事とその休憩に費やした時間だけでなく，その日の健康感や気分を日誌に記録します。朝食，昼食，夕食に費やす時間および食後の休憩時間は，日誌の記録を参考に無理にならない程度の時間を設定します。

2．次のａからｅの刺激統制プログラムを実行します。

ａ．毎日の朝食，昼食，夕食に費やす時間を決めてその間は食卓に必ずついているようにする。

ｂ．食卓についている間は，食事以外のこと（仕事など）はしない。

ｃ．朝食，昼食，夕食後の休憩時間を決めてその間は仕事をしない。

ｄ．食後の休憩時間に仕事のことを考えずにすむ，ゆったりとした過ごし方を決める。例えば，散歩に出かける，映画を見る，庭の手入れをするなど。

ｅ．仕事をする場所または，休憩する場所を決めたり，外出したりするなどして，仕事とゆっくりとする時間を物理的に分離する。

うつ状態のセルフ・コントロール

うつ状態の人は，セルフ・コントロール力に問題があるとされています。自分の周囲の出来事に対して偏った注意（悪い出来事にばかり注目）を向け，現実の判断力にも偏り（非現実的な目標）が見られます。これらの特徴については，レッスン９のうつの人の思考においても説明します。さらに，うつ状態になりやすい人には，自己強化が上手に行えない特徴があります。自分をほめたり，報酬を与えたりすることが少なく，自責，自罰的になり，自分で自分に罰を与えることが多い特徴もあります。良い出来事に注意を向け，現実的な目標を持ち，自分をほめたり報酬を与えたりして，自分を肯定的に見る訓練するセルフ・コントロールは，うつ状態の改善に有効であるとされています。

次の１から５の手続きで実行します。

1．毎日の好ましい行動をセルフ・モニタリングし，日誌に記録します。好ましいと思ったり，得したと思ったり，良いことだったと思う自分の行動を1行で日誌に書きます。さらにその行動を行ったときの気分を5段階（気分が落ち込んでいる＝1，多少落ち込んでいる＝2，どちらとも言えない＝3，多少明るい気持ち＝4，明るい気持ちである＝5）で記入します。この毎日の気分に関する5段階評価と日誌に書いた行動を比較検討します。（好ましい良い行動の例：人と楽しい会話ができた。）
2．日誌に記入した毎日の好ましい行動の中で，明るい気持ちに関連があると読み取れて，しかも頻度が低いものを見つけます。
3．気分を明るくするが頻度が低い行動を，いくつかリストにします。例えば，友人にこちらから電話した。犬を連れて公園のペット集合場所に行った。近所のコンビニに買い物に行ったなど。できるだけ多くの好ましい行動をリストに加えます。
4．リストにあげた行動を実行します。スケジュール表を作り，リストにあげた行動をスケジュール表に記入します。スケジュールに従い行動を実行します。実行できた場合には，〇を付けるなどし，その日の気分も5段階評価（気分が落ち込んでいる＝1，多少落ち込んでいる＝2，どちらとも言えない＝3，多少明るい気持ち＝4，明るい気持ちである＝5）で記入します。
5．リストにあげて，スケジュール表に記入した行動を実行した後には，自己強化を行います。自己強化については，ダイエットおよび勉強スキルのセルフ・コントロール・プログラムを参考に行ってください。さらに，自己強化の方法として，行動が実行できたら，好きなものを買ったり，好きなことをしたりすること，点数方式にして決められた特典の行使などにより実施するだけでなく，気分を明るくする行動を実行したときに，自分に対してほめる，あるいは認めるコメントをスケジュール表に記入する方法を用いることも，とても効果があります。

セルフ・コントロール力の診断

最後に，セルフ・コントロールの実行に際して，その実行力に関係する個人の特徴を測定するセルフ・コントロール・スケジュール（SCS）を紹介します。SCSは困難な問題状況における自己調整力あるいは対処力を測定します。セルフ・コントロール得点の高い人は，抑うつ症状および心身症状の訴えが少なく，精神身体的に健康な生活が送れることが研究結果から指摘されています。さらに，有効なセルフ・コントロールを行える人は，痛みに強く，不安感が低いこと，セルフ・コントロール力の低い人は頭痛，車酔いがひどいことも示されています。SCS 測定の結果，セルフ・コントロール行動得点が低い人は，このレッスンのセルフ・コントロール法を実行するだけでなく，レッスン１のリラックス・トレーニング，レッスン２の問題解決法を実行ことによって，セルフ・コントロール力を高めることができます。

HP

セルフ・コントロール・スケジュール（SCS）

次の 20 の質問は，あなたの考え方や態度について聞いています。
１一全く当てはまらない，２一いくらか当てはまる，３一当てはまる，４一よく当てはまる，５一とてもよく当てはまる，の５段階で回答してください。

1．退屈な仕事をしなければならないときは，その仕事の面白い面や成し遂げた後の報酬を考える	1・2・3・4・5
2．緊張したり，あがったりしそうなときは，落ち着いている状態を思い浮かべる	1・2・3・4・5
3．考え方を変えることにより，そのことに対する感情を変えることができる	1・2・3・4・5
4．気分が落ち込んだときには楽しいことを考えるようにする	1・2・3・4・5
5．困難な問題に直面したときには，段階的に解決して行く	1・2・3・4・5
6．仕事や勉強に集中できないとき，集中力を高めるための方法を見つけ出す	1・2・3・4・5
7．出費は記録し，お金を計画的に使うようにして，赤字にならないようにしている	1・2・3・4・5
8．悪い習慣を止めようとするとき，止められない原因をまず見つけるようにする	1・2・3・4・5
9．不愉快な考えが頭から離れないとき，楽しいことを考えるようにする	1・2・3・4・5

10. 意気消沈しているとき，気分が変わるように元気よく振る舞う	1・2・3・4・5
11. 気分が落ち込んだときには，自分の好きなことをしてできるだけ忙しくする	1・2・3・4・5
12. 身を入れて仕事や勉強ができないとき，集中できる方法を見つける	1・2・3・4・5
13. 先にしなければならないことをしてから，自分の好きなことをする	1・2・3・4・5
14. 失敗したときのいやな気分を克服するために，やり直しができると自分に言い聞かせる	1・2・3・4・5
15. 衝動的になりそうなときは，思いとどまり，冷静になるように自分に言い聞かせる	1・2・3・4・5
16. 誰かに非常に腹が立ったときでも，よく考えてから行動する	1・2・3・4・5
17. 決断を下すときには，即時即断せずにできるだけいろいろな可能性を考えてみる	1・2・3・4・5
18. 大切な会合にやむを得ず遅れてしまったときでも，平静を保って出席できる	1・2・3・4・5
19. 身体に痛みを感じてもそのことを考えないようにすることができる	1・2・3・4・5
20. いくつものことをしなければならないとき，計画を立てて実行する	1・2・3・4・5

合計得点　最高得点は100点，最低得点は20点，得点が高いほどセルフ・コントロールができています。

レッスン７

まずは人まねから

――モデリングと行動リハーサル

ストレスに上手に対処する方法の１つに，自分の行動を変えることがあります。自分の行動を変えるために，用いることができるいくつかの認知行動療法の技法があり，レッスン５とレッスン６でも紹介しました。強化や刺激統制と同様に認知行動理論に基づくものですが，心理学教授 バンデューラによるモデリングと行動リハーサルをこのレッスンでは紹介します。

心理学の行動理論では，新しい行動を身に付ける１つの方法として，他人の行動の観察があるとしていて，モデルとなる人の振る舞いを見たり，話しているのを聞いたりする方法で，モデリングと呼んでいます。モデリングは，自分らしく生きるために，こうありたいと思う人のまねをして，その行動を自分のものとして身に付ける方法です。さらに，モデルとなる人の行動を真似して，演劇の役者がある役割を演じるためにリハーサルするように，自分が目指す行動を上手に行えるように練習をする行動リハーサルと呼ばれる方法もあります。モデリング，行動リハーサルは，これまでの行動パターンを新しい行動パターンに変えるときにとても有効な方法です。とても単純な方法ですが，認知行動療法の技法としていろいろなケースに用いられています。

モデリングの用い方

他人の行動を観察するだけで，いろいろな新しい行動を身に付けることができます。レッスン５，レッスン６では，報酬がある行動，強化される行動の行動量は増加して習慣になることを説明しましたが，直接，自分によいことが起きなくとも，他の人の行動の結果に報酬があることを観察するだけでも，新しい行動を習得することができます。観察による新しい行動の習得を認知行動理論ではモデリングと呼んでいます。私たちは，本を読んでテーブルマナーを身に付けたり，マニュアルを読んでDVDレコーダを操作したり，先生のステップを真似てエアロビックスを踊ったり，プロのスウィングを真似てゴルフのボールを打ったりしています。さらに，テレビ，インターネットなどのメディアの情報からいろいろな知識を得ることでも，いろいろな行動を身に付けています。

〈モデリングの効果についての研究〉

観察による行動の習得についての有名な研究があります。子どもに暴力的な映像を見せた後に，他の子どもを傷つけたり，攻撃的になったりすることが報告されています。人が暴力を振るっている映像だけでなく，暴力的なアニメーションでも同様の結果が指摘されています。暴力的テレビ番組を見ることの攻撃性に対する影響を分析した研究もあります。攻撃的幼児が暴力番組を好んで見ていたのかもしれないという解釈もでき，青年期になってからの攻撃性がすべてモデリングの結果であると断定はできませんが，幼児期に暴力的番組を見た時間と青年になってからの攻撃性との間に強い関係があることも報告されています。

攻撃行動のモデリングについての実験的研究もあります。幼稚園児に，大人のモデルが等身大の子どもの人形に暴力をふるう映像を見せます。A群の幼稚園児は，その暴力行動に報酬が与えられる映像を見ます。B群の幼稚園児は，その暴力行動が厳しく罰せられる映像を見ます。映像を見た幼稚園児は，映画で暴力行動の対象となった人形のある部屋で10分間，遊びます。映像を見る前には人形で楽しく遊んでいた園児も，映像を見た後にはモデルの大人の暴力行動を模倣し，人形に対して暴力を振るうようになります。B群の暴力行動が罰せられる映像を見た幼稚園児においては，A群の暴力行動に報酬がある園児より，暴力行動の模倣が少ない結果が得られました。報酬が与えられ誉められる暴力行動を観察した園児には，暴力行動が多く見られたわけです。

〈社会現象としてのモデリング〉

モデリングの効果は実験だけでなく，1960年代のアメリカの飛行機ハイジャックの多発に見られる実社会の調査研究によっても示されています。単に人の行動を見ただけで，その行動が身につくわけではありません。他人の行動の結果を見て，自分も同じ行動をすれば同じ結果が生じるだろうと予想することによって習得され，良い結果が伴う行動を実行し，悪い結果が伴う行動は抑制するようになるわけです。海外における身代金目的の誘拐の多発にも，同じ現象が見られます。ある誘拐事件の犯人が見事に身代金を手に入れた後は，同じような誘拐事件が発生しています。

ですから，今までの自分にはない，新しい行動パターンをよい結果が伴っている他の人の行動を観察することで，身に付けることができるわけです。また，行動を観察するだけでなく，他の人が話しているのを聞くだけで，言語の習得ができることも指摘されています。外国語の学習で，録音された会話を聞くだけの学習法がありますが，この方法はモデリングの理論を応用していて，実際，モデルの英語を聞いているだけで，英語の会話力はアップします。

〈モデリングはどのようにして用いるか〉

モデリングは，単純な行動や言語の習得だけでなく，創造的で新しい問題の解決法，いろいろな困難な問題への対処法，人間関係における適切なコミュニケーション方法を身に付けることにおいても有効です。さらに同じような状況においてその解決方法，対処法，コミュニケーション法を適用できる法則まで理解することが可能であるとされています。法則は同じような，いろいろな新しい状況に応用することが可能であり，以前にモデリングして身に付けた行動だけでなく，それを超えた多くの行動を自分の望むように行うことができます。モデリングは，新しい状況に対して有効な行動を推察する法則の習得にも有効です。

認知行動療法におけるモデリングでは，行動を身に付けるために4つの要素が重要であるとしています。**モデルとなる対象を注意深く観察すること，観察した行動の要素を記憶すること，記憶した行動を練習すること，そして観察した行動の実行によい結果を伴わせること**です。実際によい結果が出てくるには時間がかかる場合もあるので，自分で自分を誉めて気分をよくするように心がけます。

自分の周囲で適切に用いている人を観察して，どのような人に対して，どんなときに，どのように用いているかを覚えて，それを真似して実行します。実行したら自分を誉めて，よい気持ちになるようにします。モデリングは，自分の行動レパートリーにないまったく新しい行動を身に付けようとするよりも，むしろ，その行動はできるけれど，うまくできない行動を上手に用いるようにすることに有効です。また，不安や恐れの感情のために，行うことができない行動を，モデルを真似ることで，不安や恐れの感情を減少させて，容易に行動できるようにすることにも有効です。

〈モデリング実行の実例〉

目標とする行動をモデリングして，その行動を身に付けたいと思ったとします。まず，ストレッチ体操を有効に行いたい場合，先生が行う体操の順序を観察し，それを記憶し，手足を動かして実行し，練習を続けます。すると上手にストレッチ体操ができるようになり，体が柔らかくなって軽やかに行動できるようになり，ますます一生懸命実行するようになります。私たちが，浅田真央ちゃんのフィギャースケートを観察しても，あのように滑ることはできませんが，体操なら誰でも自分の行動レパートリーにありますから，筋肉を傷めない上手なストレッチ法を身に付けることができます。こんなに体がかたくなってしまっていて，体を柔らかくしたいが，ストレッチなどしたら，かえって筋を痛めてしまうのではと不安に思っていても，体操の先生をモデルに行えば，不安を抱かずに実行できます。

〈不安や恐怖を取り除くモデリング〉

不安，恐怖などの感情を抱かないようにすることにも，モデリングが有効です。犬を怖がる小学生に，犬と遊ぶ小学生をモデルとして遠くから観察させます。モデルの小学生ははじめに柵の外から犬をなで，徐々に犬とたくさん接触し，８回のモデリングの最後に柵の中で犬を抱き上げるようにします。犬を怖がっていた小学生は，これらのモデルの行動を観察した後，恐怖心が減少し，犬に自分から近づいて行くようになりました。

Ａさんは静かな，おとなしい人です。Ａさんの職場の周囲にはコンビニなどの昼食を買える店がなく，近くの食堂で昼食をとるしかありません。お昼時はいつも込んでいて，なかなか注文を取りに来てくれません。手を振って合図をしたり，「ちょっと」，「すいません」と大きな声で呼んだりすればよいのですが，気付いてくれず恥をかくのでは，いやな思いをするのではと不安に感じ，何もできないので，昼休みの時間がなくなり，カップラーメンやスナックバーなどで済ますこともしばしばです。デパートで店員を呼ぶとき，街頭のキャッチセールスにつかまった時などにも，不安を感じて自分の思うようにできません。食堂で気楽に，店員に声をかけている人をモデルに，どのように声をかけているか，どんな気持ちになっているかを観察して，声のかけ方やタイミングなどを覚えて，それを真似して実行します。実行したら「こんなに混んでいるときでも声をかけたら店員がやってきて，いやな顔もせずに，注文を聞いて行き，昼休み中に食事ができた。自分もやればできる」などと，よい気持ちになるようにします。デパートやキャッチセールスに対しても同じように実行します。

モデリングは，不安や恐怖のためにあることを回避する行動にも有効です。ある行動を回避しないモデルを観察するだけでも，不安や恐怖心が減少します。さらに，モデリングを実行すれば，不安から回避していた行動を実行できるようになります。

〈コミュニケーション法のモデリングの実例〉

人間関係におけるコミュニケーション・スキルの獲得には，モデリングがもっとも有効です。カウンセリングを受けに来ても，こんなことは言わないほうがよいのではないか，あんなことをいったら恥ずかしいなどと考え，なかなか思うように話せない人がいます。カウンセリングに不安やためらいがある人に，最初は上手に話せないでいるモデルが，深呼吸したり，他のリラックス法をもちいたりして，だんだんと自分について話ができるようになって行く30分のビデオ映像を見てもらいます。ビデオを見た後では，カウンセリングに対する不安やためらいの減少が見られ，カウンセラーの質問に適切に答えられるようになったと報告されています。

もう1つ，Bさんの例をあげます。Bさんは，新しいプロジェクトの立案・計画を提出できるメンバーの一人に選ばれました。勉強家で，そのプロジェクトに関係する資料を以前からたくさん集めていて，斬新で，具体的で，細かいところまで理論的に考えられている案ができあがりました。Bさんは文書を作るのは得意ですが，人前でプレゼンテーションするのは苦手です。上手に発表できなかったり，分かっているのに質問にうまく答えられなかったりして，これまでも，立案・計画が採用されないことがありました。もたもたと自信なさげに話すBさんに，上司たちがいらいらし，内容を検討する前に廃案になってしまったのです。このようなときにもモデリングが有効です。まず，上司に気に入られている，これまでにプロジェクトの立案・計画が採用されたことのある同僚または上司を探し，モデルとします。そのモデルのプレゼンテーションをよく観察して，細部にわたり記憶します。そしてモデルを真似してプレゼンテーションの練習を何度も行うリハーサルを実行します。信頼できる人に見てもらったり，ビデオに撮って自分でチックしたりして，リハーサルを重ねれば，プレゼンテーション技術がかなり上達するはずです。

〈モデリングの有効な用い方〉

暴力的な子どもになるのは，暴力的なテレビの主人公がかっこよく，それをまねするモデリングが原因であることを実証する研究があります。女の子が女の子らしく，男の子が男の子らしくなるのは，父母を尊敬し，そのようになりたくて真似をするモデリングによります。子どもは，ある時期まで大人の行動を観察，真似して，それを実行して社会に受け入れられる行動を身に付けています。

こんな人になりたい，こんな風に行動したいモデルを特定したら，そのモデルの行動している状況，環境にも注目することが大切です。モデリングでは，モデルにする人の行動だけでなく，その人がどのように感じているか，どのように考えているかといったことにも注目し，行動だけでなく，感じ方や考え方も真似をするようにします。

例えば，飛行機に乗れない高所恐怖症の人が飛行機に乗って楽しそうにしている人をモデルとしたときに，飛行機に乗る行動だけでなく，乗って旅行する楽しい気持ちや，また飛行機に乗ることについての自信，飛行機は安全な乗り物であるとする現実的考え方も取り入れます。

対人コミュニケーションに自信がなく，就職試験の面接が不安でたまらない人がいます。就職試験面接を上手にこなして採用されている人をモデルにし，その人の面接に対する感じ方や考え方についての情報を集めます。その感じ方や考え方も取り入れて，面接での対応を練習すると面接に対する不安感が減少しますし，面接に対する自信もついてきます。さらに，面接に失敗するのではないか，自分のようなダメな人間が採用されるわけがないと言った非生産的考えも減少します。

なぜモデリングが，新しい行動を身に付けることに役立つのでしょうか？　モデルとなる人がどのように行動したり，話したりしたかを観察し，さらにその結果，モデルがどのようなよい結果が得られているか知ることができます。モデルのように行動すれば，あのような状況で，よい結果が得られるとわかれば，つまりよい結果を伴うことは行動量が増加する強化の理論から，一生懸命にモデルのまねをし，意欲をもって新しい行動を身に付けるわけです。

〈モデルの上手な選び方〉

ではどのようにしてモデルを選んだらよいのでしょうか？　モデルの行動を観察し，どんな状況で，どのような行動をし，どのような結果が得られたかを知ることが，モデルの選択に重要ですが，以下にあげる３つのポイントを参考にモデルを決めてください。

1．自分の行動を変えたい状況に合わせて，モデルを選択します。
子どもと上手に遊びたいと考え，モデリングを行うのであれば，親子が遊んでいる場所に行ってモデルを探します。会社で部下とうまくコミュニケーションをとりたいと思えば，評判の良い上司が部下と話している状況を見てモデリングを行います。

2．多くの人に認められている人，強化をたくさん受けている人，そして，その行動により良い結果を得ているモデルを選択します。
例えば，旅行会社の接客窓口業務で，顧客から旅行の申し込み率が高かったり，感謝されたり，評判がよかったり，よい結果が得られている人をモデルにしてモデリングを行います。マニュアルどおりに実行できているとか，自分が理想としている接客であるといった理由で，モデルの選択を行わないようにします。

3．自分がまったく身に付けていない行動を行っている人をモデルにすることも，避けた方が無難です。

モデルとしては，自分があのように行動したいと思う実際の人物を用いることが一般的です。周囲にモデルとしたい人がいない場合は，映像をモデルとすることもできます。ビデオや映画などにおける登場人物でも，その人の行動を十分に観察できれば，モデリングの対象とすることができます。さらに，想像上の人物でもモデルとすることができます。例えば，アニメ，漫画の登場人物などです。電話での応対などを真似たい場合は，音声だけのモデルを用いることができます。アメリカ CBS ニュースの「48 アワーズ」のキャスターであるレスリー・ストールをみて，ニュースキャスターを目指した人，美空ひばりの歌を聞いて演歌歌手を目指した人などは，モデリングで人生の方向づけを行ったわけです。

行動リハーサル

モデルの真似をするには観察して，特徴を記憶して，記憶した行動を練習するわけですが，この練習を**行動リハーサル**と呼んでいます。行動リハーサルは，実生活での厄介な出来事に上手に対処できる適切で効果的な方法を，演劇のリハーサルのように練習する方法です。モデリングにおいて用いられるだけでなく，ストレスとなる状況における効果的な対処法を考えて，実行する前に練習する場合にも用いることができます。行動リハーサルは，１人で行うこともできますが，だれかを相手に身に付けたい行動やコミュニケーションの方法を練習することもできます。新しい行動パターンを実際の社会生活の中で用いる前に，安全な状況で練習（行動リハーサル）することができるわけです。行動リハーサルで何度も練習して，自信がついたら実行します。リハーサルで行動を練習することは，新しい行動の習得を容易にするだけでなく，その行動を実行することに対する不安やためらいの感情を軽減する働きがあります。不安感が強いために，対人関係のコミュニケーションで失敗しがちの方にお勧めの方法です。

〈行動リハーサルをどのように用いるか〉

行動リハーサルの用い方について，具体例をあげて説明します。例えば，横暴な友達に対してどのように対応したらよいのか，上手に対処している人を参考に，設定を決めて，台本を作成し，何度も練習します。台本を作成することは面倒な作業のように思えますが，台本に従い何度もリハーサルすることにより，不安を抱かずに適切な行動を自分のものにすることができます。

行動リハーサルをどのように用いるか，電話での交渉例を紹介します。次のような交渉を電話でするときには，あらかじめ台本を作って，台本を基に行動リハーサルを何度も行います。

「おはようございます」
「○○会社の○○でございます。いつもお世話になっております」
「お忙しいところ，およびたてして申し訳ございません」
「先日は，いろいろとご相談に乗っていただき，ありがとうございました」
「今回，お送りいただいた資料についてお聞きしたいことがありまして，お電話させていただきました」
「今，お話しさせて頂いてよろしいでしょうか？」
（相手の返答についてもいくつかの可能性を考えておく。）
「○○について確認させて頂きたいのですが，お電話でうかがってよろしいでしょうか？」
（相手の返答についてもいくつかの可能性を考えておく。）
「では，お目にかかってお話をうかがわせていただきたいと思います。ご都合はいかがでしょうか？」
（相手の返答についてもいくつかの可能性を考えておく。）
「では，来週水曜日，午後２時にうかがわせていただきます。よろしくお願いいたします」
「それでは失礼いたします」

電話の交渉のように，社会一般のルールがある状況では，台本の作成は比較的容易です。もう一つ，デートに誘う行動リハーサルの例をあげます。その人の個性により，適切な行動が異なる状況での台本の作成は以下のように行います。

まず，自分が自然に行いそうな誘い方を書いてみます。

「あの……映画の招待券があまっているのですが，行かないですよね」

映画に誘うことはよい考えですが，「映画の招待券があまっている」といわれたら，相手に大切に思われている感じはしませんね。さらに，「行かないですよね」と言われたら，誘われているのかどうかわかりません。書いてみれば，自分でもこのことに気付きます。断られることを心配して，防衛的な言い方をしていますが，このような言い方は，かえって断られる確率を高くしています。もっと自然で，一緒に行ったら楽しいのではと相手が思う誘い方を考えます。

「アカデミー賞受賞映画の鑑賞券があるのですが，一緒に行きませんか？」，「面白い映画で，かなりの評判ですよ」

（相手の返答についてもいくつかの可能性を考えておく。）

「○月○日（土）13:15から上映で，有楽町の○○シネマです。指定席のチケットを渡しておきますから，中で会いましょう」，「映画についていろいろ感想など話したいので，その後お茶をご一緒しませんか？　近くに，おいしいケーキがあるカフェを知っています」

もっと上手な誘い方があるかもしれません。モデルにできる人を参考に，有効な誘い方の台本を作ってみてください。モデルは，身近な交際上手な友人でもいいですし，映画，テレビドラマ，小説の登場人物のセリフを参考にすることもできます。

行動リハーサルによる交流場面における行動の改善は，言語によるコミュニケーションだけでなく，非言語のコミュニケーションにおいてもなされるように，トレーニングを行います。筋道の通った適切な自分の意思を相手に伝える言葉遣いだけでなく，適切な非言語のコミュニケーション方法も練習します。改善の対象とする非言語コミュニケーションは，アイコンタクト，表情，姿勢，身体の角度（相手の方に体を傾けるか，上半身を引くか），声の調子，流暢さ（どの程度すらすらと話すか）などです。ビデオテープに記録し，鏡に向かって日ごろから好感のもてる表情を確認し，筋肉の動きを覚えておくのも一つの手です。習慣的な非言語コミュニケーションについて確認し，コミュニケーション上手なモデルを真似て行動リハーサルを行ってください。

〈イメージによる行動リハーサル〉

行動リハーサルには，演劇のリハーサルのようにその状況と同じような設定で実行してみるものと，イメージの中で練習するものとがあります。イメージ行動リハーサルでは，空想の中で役割を演じます。例えば，会社を退職して，レストランを開店したいことを妻に伝える台本を作成するとします。台本を作成するに当たっては，何を，何時に，どこで，どのように伝えるか明確にする必要があります。以下にあげる6つの要因を考慮に入れてイメージ・リハーサルの台本を作成します。1から6に台本作成のポイントを，さらに(　)の中には妻に転職の相談をする夫の例を記入してあります。参考に台本を作って，イメージ行動リハーサルを行ってみてください。

1. **目標の決定。**目標の達成と状況を変えるために交渉する（例:自分の将来についての希望を妻に話す。妻の不理解に対する怒りの表現は状況をかえって悪くする）。
2. **交渉に適切な時間と場所の選択**（例：夕食後，妻が後片付けを終えて，前のソファに座り，居間でお茶を一緒に飲みながら，頃合いを見て話しかける）。
3. **できるだけ詳細に問題状況を明確にし，把握**（例:気まずくなるのがいやで，自分の将来のことについて妻には何も話していない。黙って会社を辞めるより，自分の希望を妻に伝えた方が良い）。
4. **相手を批判せずに，気持ちの表現。**「思いやりがない」，「冷たい」などと言うのではなく，「自分の希望を理解してくれれば，とても嬉しい」などの表現を用いる（例:一度きりの人生だから，自分の希望の道を進みたい。家族を経済的に支えるためだけに働かなければならないのではさびしい気持ちになる。自分のことをわかってほしい）。
5. **分かりやすく手短に要求を表現**（例:レストランのオーナーシェフになりたいと長年思っていたこと，そのために夜，レストランで修行していたこと，家族が生活できるだけの収入は見込めることなどを話し，将来について一緒に考えてほしいと伝える）。
6. **予想される結果を考える**（例:妻と話し合うことで，お互いの考えを理解し，双方が納得する解決策を見出すことができるかもしれない。妻が自分の気持ちをまったく理解しないときは，妻の意思に反した選択をする決意をする）。

実生活において大切な交渉を行う前に，何度も自分で練習をすることが可能です。イメージ行動リハーサルは一人でできるので，何度も練習して悔いのないように，大切なことを適切に相手に伝えてください。

第4部
考え方を変えて楽に生きる

レッスン8

不快なことを考えるのをやめよう
――思考停止法

人間関係が上手く行かない，感情のコントロールができない，体の具合が悪いといった日常生活におけるいろいろな問題の原因は，適切でない，自分の負担となる考えであるとされています。このような問題や不適応を起こす原因である思考を直接的に変化させ，心や身体の健康を取り戻し，社会生活を容易にする「認知の再構成」という認知行動療法の技法があります。「認知の再構成」とは，不適応を起こす感情や行動の原因である内言語を，問題を解決し，心の安定を保つために役立つ内言語に変えて行く方法です。人が意識して行動するとき，計画や方法などについて声に出さずに考え，その考えに沿って実行しています。内言語とは，一人で考える時に用いる言語で，人が何かを感じるとき，必ず外からあるいは内からの刺激を言葉にし，その刺激についてあれこれと声にださずに内言語を用いて考えています。この内言語を変える「認知の再構成」にはいくつかの技法がありますが，この「第4部　考え方を変えて楽に生きる」のレッスン8では，「ウォルピの思考停止法」を身につけます。レッスン9では「ベックの認知療法」，レッスン10では，「エリスの論理情動行動療法」を紹介し，習得していただきます。

不快なことを考えるのをやめる

思考停止法は，きわめて直接的なものです。好ましくない思考に集中し，数分の後，「ストップ」という合図によりこの思考を停止します。この過程を何度も繰り返すうちに，考えたくない不快な思考が妨害され，中断されて，その考えを頭から消すことができるようになります。さらに，不快な思考を停止させ，何も考えない状態にした後に，不快な思考に代えて好ましいことについて考えるようにします。好ましいことは停止させた不快な考えを引き起こした出来事に関連した，良い局面を持つ内容にします。

例えば,「試験中に必ずトイレに行きなくなる」を「ストップ」により停止させ，次に,「試験場に入る前にトイレに行ってきたから,この試験時間中はトイレに行かなくても大丈夫」と考えます。もう一つ例をあげますと,「大切な交渉を行うとき，必ず失敗する」を「ストップ」により停止させ，次に,「行動リハーサルで十分練習し,うまくできているのだから大丈夫」と考えます（行動リハーサルについては,レッスン７を参照してください)。この思考停止法はきわめて単純なものですが，心理学の認知行動理論により裏づけられています。認知行動理論では罰が伴う思考は禁止され出現率が低下するとされています。つまり,「ストップ」と言う命令が罰となり，停止させた不快な思考が禁止され，いやなことを考えないですむようになります。

私たちは絶えず，思考するために内言語を用いています。人は一度に２つの内言語を考えることができません。例えば,「何をしてもうまく行かない」という好ましくない内言語と「ストップ」という内言語を同時に考えることはできません。「ストップ」という命令的内言語は，不快な内言語と共存しないわけです。思考停止法では,不快な内言語を停止させた後に，安心させ，元気づける自己受容的な内言語を考えることが大切です。内言語がプラス思考あるいは自己受容的なものであると，精神身体的に健康で，充実した生活を送ることができます。

出来事に対して私たちが抱くいろいろな感情は，その出来事の性質そのものに影響されるのではなく，その出来事に対しての内言語が影響します。内言語が自己受容的か否かにより,その出来事に対して抱く感情が異なり，ポジティブになったり，ネガティブになったりします。怒り，敵意，不安，抑うつ感情の原因は，経験している出来事そのものではなく，出来事に対する内言語の内容です。人の出来事についての解釈がさまざまな感情を引き起こしています。思考停止法を用いて否定的内言語を自己受容的内言語に変えることにより，ストレッサーに直面する状況になっても，ストレス反応を引き起こさず，精神身体的な健康を維持することができます。

思考停止法のトレーニング

次に思考停止法の実行方法を紹介します。どんな不快な考えや気分に対しても有効ですが，とくに，考えたくないのに繰り返し頭に浮かぶ強迫的な思考を思い浮かべないようにすることに有効です。さらに，不適切な内言語が原因でおきる問題を解決したり，悲観主義者あるいは完全主義者の不適応的考え方を変えたりする方法としても有効です。次の1から4で実行します。

1．ストレスとなる思考をリストアップします。

リストアップした思考について，現実的か非現実的か，生産的か非生産的か，害のない考えか自己破滅的な考えか，コントロールしやすいかしにくいか，考えてみてください。リストアップした思考の中から，非現実的で，非生産的で，自己破壊的，コントロールしにくい思考を選択してください。その思考を用いて思考停止法を実行します。

2．選択した思考を思い浮かべてから停止させます。

目を閉じて選択した思考が浮かびやすい情景をイメージしながら，停止させたい思考を思い浮かべます。例えば「試験会場でこれから試験問題が配られる」という情景をイメージしながら「トイレが我慢できなくなる」という思考を思い浮かべます。3分後にタイマーがなるようにセットしておき，タイマーがなったら「ストップ」と言って何も考えないようにします。「ストップ」と言う代わりに，指を鳴らしたり，手を上げたり，手首に巻いた輪ゴムをパチンとさせたり，つねったりする方法を用いてくださっても結構です。次に，青葉の美しい景色の描写などの心地よい情景を30秒以上イメージし続けるようにします。**レッスン1**のイメージリラックス・トレーニングで作成したリラックスイメージを用いると，実行が容易になります。

この手続きを何回も繰り返します。テープレコーダーに5分間隔で10回，「ストップ」と録音しておいて思考停止を連続的に訓練する方法を用いると簡単に実行できます。

3．「ストップ」を合図に，生産的な思考を思い浮かべるようにします。

「ストップ」と言うことで不快な思考を停止して，なにも考えないようにすることができるようになったら，思考の置き換えを行います。「ストップ」を合図に，不快な思考の代わりに生産的な思考を思い浮かべるようにします。１つの不快な思考に対して，いくつかのそれに代わる生産的な思考を考えておきます。例えば，「トイレが我慢できなくなる」という考えを「ストップ」により停止させ，「さっきトイレに行ってきたから大丈夫」，「３時間は大丈夫」，「行きたくなったらトイレに行けばよい」などを代わりに思い浮かべます。

この手続きを行うときも，テープに「ストップ」を録音して用いると容易に実行できます。「ストップ」を録音する間隔は，５分，８分，３分，10分，７分，５分，10分，８分，４分，７分のように不連続にしておくと練習効果が上がります。「ストップ」の代わりに，ベルを用いて録音し，自分で頭の中で「ストップ」と合図しながら練習すると日常生活の場面での不快な思考の停止に対して，より有効に思考停止法を用いることができるようになります。人に聴かれるような声を出して「ストップ」と言わなくとも，「ストップ」と考えただけで不快な思考を停止させることができるようになります。

４．実生活で合図を用いて思考停止法を実行します。

実生活における不快な思考に対して合図を用いて介入し，その思考を止めてその思考に代わる生産的思考を思い浮かべることを実行します。実生活では，「ストップ」と声を出して言う方法よりも，指を鳴らしたり，手首に巻いた輪ゴムをパチンとさせたり，つねったりする合図を用いると人に気付かれずに実行することができます。不快な思考が頭に浮かばないようにすることは，容易なことではありません。それでも，思考停止の手続きを何度も何度も繰り返すうちに，その不快な思考を思い起こす回数が減少し，いつの間にか気にならない程度にまでなってきます。ともかく繰り返して実行することが大切です。

トレーニング抜きでの思考停止法

思考停止法の訓練は，紹介した手順で行いますが，レコーダを用いての訓練は面倒だという方は，生活の中で考えたくないことを考え続けている自分に気づいたときに，「ストップ」と言い続け，その後にレッスン１で身に付けたイメージ・リラクセーションを実行してください。考えたくない嫌なことを考えないで済むようになります。イメージ・リラクセーションを用いなくとも，考えても仕方のないことを考え続けている自分に気付いたときに,「ストップ」と言い続け，その後に，心地よいイメージを思い浮かべることでも実行できます。考えたくない嫌なことを考えないで済むようになります。「ストップ」と言い続けることをやめて，イメージを描き始めたときに，また考えたくない嫌なことを考え始めていたら,「ストップ」を続けてください。「ストップ」とイメージを繰り返すうちに,そのいやな考えが頭に浮かぶことが少なくなってきます。その後は,「ストップ」を合図に，不快な思考の代わりに生産的思考を思い浮かべるようにしてください。停止させた不快な考えを引き起こした出来事に関連した，良い局面について考える方法については，次のレッスン9で紹介します。

レッスン9

現実的に考えよう

――ベックの認知療法

ストレスを強く感じ，心や体の健康を害する原因の一つに，自らの非現実的な負担となる考え方があります。このような考え方を直接的に変化させ，心や体の健康を取り戻し，社会適応を容易にする「認知の再構成」という認知行動療法があります。認知の再構成とは，否定的，非合理な自分の思考の影響について理解を深め，自分の思考様式を変化させるトレーニングを行い，現実的で心の安定を保つ考え方に変えて行くストレス対処法です。「認知の再構成」にはいくつかの療法がありますが，このレッスン9では「ベックの認知療法」，レッスン10では「エリスの論理情動療法」を用いて，考え方を変え，ストレス対処を行います。

考え方の個人差

人の感情や行動に対して重要な役割を担っているのは思考です。精神的ストレス反応の項にあげた症状を持つ多くの人が，非現実的考えをしています。その考えには共通点があり，漠然としていて極端で，独断的です。人は取り入れた情報のうち，必要なものを取り上げ，過去の体験やその場の状況に照らし合わせて理解，判断し，未来を予測し，記憶にとどめます。この情報伝達過程は，ある出来事が起こった時に瞬間的に頭に浮かぶ意識の流れで，自動的に頭に浮かぶので自動思考と言います。同じ状況に対しても人によって異なる自動思考をします。さまざまな自動思考の例を次にあげます。

例：ある企業に派遣社員として勤めていた5人が，派遣契約を解除されました。同じ事態に遭っても，5人は異なる考え方をします。

Ｖさんの自動思考：製品の売れ行きが悪く，業績が落ちているので従業員の削減は会社の経営上いたし方のないことで，派遣社員である人間からクビになるのは仕方ない。新しい派遣先を紹介してもらおう。

Ｗさんの自動思考：会社の業績が悪化しているのだから仕方がない。これを機会に正社員になることを考えて資格を取得しよう。

Ｘさんの自動思考：上司に嫌われているから辞めさせられるのだ。個人的感情で契約を破棄することは人権問題だ。人事に抗議しよう。

Ｙさんの自動思考：仕事が遅いから辞めさせられるのだ。能力がないから仕方ない。

Ｚさんの自動思考：同僚の誰かがなにか告げ口したに違いない。どうして自分にばかり悪いことが起きるのだろう。

同じ事態に対していろいろな自動思考が生まれますが，心の問題を持つ多くの人の自動思考は，危険や苦痛などマイナスのイメージに関連するものが多くなります。そのような自動思考は，不安，怒り，気分の落ち込み，無気力といった不快な感情を引き起こし，さらに不適応的な行動につながって行きます。特にうつ症状を持つ人はこのような傾向が強いといわれています。

うつ状態の人の思考

うつ状態の人は３つの自動思考に特徴づけられます。

１．自分自身に対する否定的自動思考

自分の能力を疑い，「自分はだめな人間だ」と自分を否定するような考え方です。極端に自己批判的で，自分が信用できず，自信がなく，「自分は無価値だ」，「自分は役立たず」という強い考えに特徴づけられます。さらに，精神的だけでなく身体的にも自分を否定し，「人の話が理解できなくなり，痴呆が始まった」，「体力がない」などと主張するものです。

2．世間に対する否定的自動思考

人とのつながりに疑問を持ち，周囲の人に対して疑い深くなり，「人から嫌われている。誰も助けてくれない」と人を恨んだりする考え方です。「誰も相手にしてくれない」,「他人の期待に応えることができない」,「人間関係の問題は自分のせいだ」,「魅力がないから誰も近づいてこない」,「期待が大きすぎる」,「無理な要求をされている」,「自分だけが何でこんな目にあわなければならないのだ」などの考えに代表されます。自分に起きる出来事の悪い面に注意を向け，悪い解釈をする傾向で，他人が自分に意地悪く，批判的に接しているように受け止めます。

3．将来に対する否定的自動思考

将来に希望が持てない，「立ち直れない。良いことは起こらない，何をしてもむだ」といった悲観的な考え方です。将来への希望を失っていて，「この苦しみはずっと続く」,「失敗から立ち直れない」,「何をしても失敗する」と将来が真っ暗だと考えます。「この交渉は決裂するだろう」,「この人からは嫌われるだろう」,「この先良いことは何もないだろう」といった悪い予期に特徴づけられます。

非現実的ともいえる悲観的，絶望的な考え方が，気分の沈みこみ，抑うつ感と関係しています。以下に，抑うつ的になりやすい人の考え方をあげてあります。自分がうつの自動思考をどの程度行っているか確かめてください。

うつ状態の人の自動思考

自分は役立たずだ	いつも失敗ばかりしている
誰からも好かれない	ものごとはよい方向に向かわない
誰も力になってくれない	自分は人の期待を裏切ってきた
他人は自分より優れている	自分の人生は失敗だらけだ
自分には希望がない	自分は変われない

不適応を起こす思考

さらに自動思考には，正確で論理的なようですが，そのことばかり考えていると不快な気分になり，生産的思考の妨げとなり，行動に支障をきたす不適応を起こす思考があります。例えば，「定員の５倍の受験者がいる入社試験に合格するためには，すべてを犠牲にして勉強しなければならない」という考えは論理的ですが，失敗への不安を呼び起こし，あきらめたくなる気持ちにさせます。引っ込み思案の女性がデートの相手を紹介され，「イケ面で，もてそうだ」と考えたとすると理論的ですが，「とても自分など相手にされない」，「ふられて傷つくのはいやだ」といった失敗への不安やあきらめの気持ちを誘発させます。

不適応を起こす思考には，**「自己批判」**，**「能力の否定」**，**「失敗の反芻」**，**「認知的回避」**があります。

自己批判：自分のすべてについて批判的であり，「自分は劣っているので，いつも批判していないと求められる水準を保てない」と考えます。

能力の否定：「自分にはできない」という考えで，このようなマイナス思考は，消極的な行動や不安感につながり，実際の結果も予想通り失敗に終わる可能性を高くします。

失敗の反芻：過去の変えることのできない出来事について繰り返し侵入してくる非生産的な考えです。「あの時５分早く家を出ていれば」，「もっと詳しく話を聞いていれば」と失敗を今の対処に生かす生産的思考のように思えますが，失敗を繰り返し考えることは生産的な問題の解決を遅らせます。「不幸だ」，「あのときの失敗は取り返せない」などの考えがそこにあります。

認知的回避：失敗や能力のなさに過度に注目する思考と同様に，考えることを避ける傾向も問題です。深刻な問題について考えないようにするために，些細な問題で悩んだり，忙しくすることで回避したり，面接に来なかったりとさまざまです。「能力がない」，「辛いことには耐えられない」，「自分にはよいことなど起きない」といった考えが基盤にあります。

ゆがんだ思考

非現実的な事実の把握や理由づけである**ゆがんだ思考**も問題となる自動思考です。以下に，ゆがんだ思考を紹介します。

感情的理由づけ：人は感情的経験に基づいて，自分を把握しています。「自信がなくて，心配なので，家に引きこもっていたほうがよい」，「死にたい気分なので，この先，よいことは何もない」が例にあげられます。感情や気持ちは事実ではありません。ジェットコースターに乗って不安を感じても，ジェットコースターが危険だという理由や証拠にはなりません。さらに，人は不安や抑うつ的気分のときは，否定的に思考し，悪いことを思い出す傾向があります。いやな思考や記憶は，人に好ましくない感情を抱かせ，適応的，効率的に行動することを妨害します。

過度の一般化：過度の一般化では，１つの情報から次々と思考が発展して行きます。就職試験で，不合格の通知を受け取った人が，「次の会社でも不合格になるだろう。社会人としての能力に欠けている。自分は，すべての会社にとって望ましくない人物で，もう就職はできない」といった結論を導き出すのが過度の一般化です。

非論理的な思考：独断的で勝手な推論で，無関係な思考や事実を結びつけます。「上戸彩のファンだと聞いた。好かれるためには上戸彩のようにやせなければならない」，「大学の保健センターでのカウンセリングを勧められたので，深刻な心の病にかかっている」などの推論で説明できます。

all-or-nothing 思考：物事はすべて黒か白であるとする思考で，「時には」，「一部」，「時々」，「多少」といった発想はありません。「私の考えをすべて認めてくれなければ，友達とはいえない」，「メールにすぐに返事をしてくれなければ，恋人とはいえない」，「私のプランに意見を述べる人は，敵だ」などが例にあげられます。

「べき・でなければならない」思考：物事を決め付ける考え方で，他人の立場や事情について知ろうとする姿勢がなく，問題の解決に結びつかない考えです。「男は泣いてはいけない」，「子どもは親の言うことを聞くべきだ」，「人の上に立つものは，立派な人でなければならない」などです。

将来についての予想：現在の状況から将来を予測し，決め付ける思考です。

３日前にもらった薬が効かないので「この病気は治らない」とすること，減量プログラムを始めて１週間で効果がないので「こんなことをしても無駄だ」とすることなどです。

読心術：人がああ思っている，こう考えていると決め付ける思考です。「海外育ちだから，男女関係にルーズだと思われている」，「かわいくないから，上司が受付は任せられないと思っている」などが例としてあげられます。

好ましくないことを選択して注目：物事の悪い側面にばかり目を向けて，よい側面を無視する思考です。資格試験に合格しても，就職先が決定しない人が，「大学で勉強したことが役に立っていない」と考え，資格を取ったよい側面を無視していることや，カナヅチの子が 10 メートル泳げたにもかかわらず，「プールの端から端まで泳げない」とできない部分に注目することなどで説明できます。この傾向の裏には，好ましいことを無視し，過小評価する傾向が存在します。

悲劇的に把握：ある出来事を針小棒大に物事を悪いほうに考える傾向です。「この科目が履修できなかったら，自分の将来はお先真っ暗だ」，「この恋人と別れたら，一生幸せにはなれない」などの考えです。

自分への過度の関連づけ：ある出来事を自分に結び付けて考える傾向です。集団競技の試合に負けたとき，「自分が下手だから敗北した」と考えたり，ハイキングを計画した日に雨が降ると「自分が雨男だから皆がハイキングに行けなかった」と考えたりすることが例としてあげられます。

レッテル張り：ある１つの事態から，その人の人格を決めつけてしまう思考です。電車が遅れて遅刻した人を「時間にルーズ」，母親が病気で会社を休んだ人を「マザコン」，急ぎの仕事で夜遅くまで働いている人を「ワーカホリック」などと決め付ける例で説明できます。

考え方を変える

前に述べたゆがんだ不適応的思考は，うつ状態や不快な気分の原因になります。自分がゆがんだ不適応的思考をしていて，いろいろな問題が起きていることに納得がいかない場合，ゆがんだ不適応的思考がわかっても，どのように考え方を変えたらよいかわからない場合は，**思考記録表**（次頁）を用いていろいろと考えてみてください。思考記録表には，状況，気分，自動思考，適応的思考（新しい，視野を広げた考え方），結果を記入し，不適応的考え方を社会生活に順応できる考え方に変えて行くために用います。

ステップ１：状況の記入

不安や緊張を感じたり，厄介だと思ったりする状況を，できるだけ具体的に思考記録表に書き込みます。これまでに実際に起きた過去の状況だけでなく，これから実行する状況も用いることができます。状況は，次の７つの項目について事実を簡潔に記述します。

1．いつ起きたのか
2．どこにいたか
3．誰がそこにいたか
4．何をしていたか
5．何が起きたのか
6．どのように進行したのか
7．自分はどのように行動したか

記入例）

状況１:昨日の夜８時,食後に母親と２人でお茶を飲んでいた。話すこともなく気まずい空気が流れていた。緊張感から逃れるために自分の部屋に行った。

状況２：友人の結婚式への招待状が，先週の金曜日に届いた。立食形式のパーティーで，どのように振る舞ったらよいか心配だ。出席することをためらっていて，まだ出欠の返事を出していない。

ステップ２：気分の記入

記入した状況における気分を思考記録表に書き込みます。気分は，簡単な言葉で表現できる感情です。その状況について心に浮かんでくる言葉で，説明の必要がないものです。気分の記入が難しい場合

思考記録表

状況	気分	自動思考	適応的思考	結果

には，次にあげる気分一覧表を参考にしてください。

憂うつ	不安	怒り	罪悪感	恥ずかしい	傷ついた
悲しい	戸惑い	興奮	おびえ	いらだち	心配
怖い	失望	屈辱感	過敏	不満	うんざり
楽しい	うれしい	安心	愉快	誇り	愛情

記入例）
不安，うんざり，憂うつ，悲しい，不満。

ステップ3：自動思考の記入

書き込んだ気分を感じていたときに，心に浮かんでいた考えや視覚的イメージ，つまり自動思考を記録表に書き込みます。自然に頭に浮かんでくる考えが自動思考です。記入した状況で頭に浮かんだ自動思考を，すべて書き込みます。次に，書き出した自動思考について，根拠があるかどうか，矛盾点があるかどうかを考えてみましょう。

記入例）
また，就職活動をしないことで，ガミガミ文句を言われるのではないか。いいことはないからできるだけ親と顔を合わさないようにしよう。（根拠:親だけが本当のことを言うと理屈をつけて，人のあら捜しばかりする。矛盾点：楽しい会話ができるときもある。以前は私の気持ちを理解してくれることもあった。）

ステップ4：適応的思考の記入

自動思考に代わるバランスの良い，柔軟で現実的な適応的思考を記入します。自動思考についての根拠および矛盾点を踏まえて，状況に対する新しい適応的考え方を記入します。新しい思考は，プラス思考を心がけるのではなく，バランスの取れた現実的な思考です。

記入例）

自分の気持ちを正直に母親に話してみよう。理解してくれなくても話せたことで気分が楽になるかもしれない。なんでも面倒なことは避けていても何の解決にもならない。

ステップ５：結果の記入

適応的思考をするようになって，どのように気分が変化したかを記入します。新しい思考をしたことにより気分が良くなっていれば，新しい思考は適応的思考だと判断でき，このような思考パターンを繰り返して行けば，うつや不快な感情を抱くことが少なくなって行きます。新しい思考が気分に変化をもたらさなかった場合は，もう一度角度を変えて，視野を広げ，適応的思考を考え直してみてください。

記入例）

不安，うんざり，憂うつな感情の減少。不満感の低下。悲しい気持ちは残ったままである。

以上のような状況，気分，自動思考，適応的思考，結果の５段階による記録表を用いた自動思考を変えて行く方法は，現実的にものを考える習慣をつけ，落ち着いた気分で生活することに非常に役立ちます。ノートやパソコンに思考記録表を作って，自分の不適応を起こす思考，ゆがんだ思考に気づき，現実的で適応的にものを考える訓練を実行してみてください。

思考記録表の記入例

状況	気分	自動思考	適応的思考	結果
不快な感情を引き起こした出来事	感情を特定	その状況での思考を記入	状況に対する適応的思考を記入	気分の変化を記入
２月５日 会社の昼休みに，彼女の携帯に電話して，デートに誘ったら断られ，そのまま何も聞けずに電話を切った	がっかり，不安，心配，かなしみ，怒り	なんで断られたのかよく分からない。退屈な人間だと思われたのかな，また振られるのかな	・残業で忙しいからかもしれない。 ・仕事に費やす時間が増えてプライベートに使える時間が少なくなってしまったかもしれない。 ・その日に重要な仕事の予定があったのかもしれない。 ・今晩の映画の鑑賞券をもらったので誘ったけれど急すぎたのかもしれない。 ・前にもウィークデーの夜に誘って断られたが，まだ付き合っている。 ・自分が思っているように相手が応えてくれないとすぐに確かめもしないで悪いことを考える。	不安の減少と怒りの消失
２月７日 7：00　古い本を退屈に読んでいる	抑うつ感	仕事をしていないことに罪悪感を抱く。油断するとすぐに怠け癖が出る。	昨日12時間の連続で大変な仕事を処理した。翌朝１時間ぐらいのんびりしても良い。	落ち着いた気分，元気

レッスン10

合理的に考えよう

――エリスの論理情動行動療法

人が意識して行動するとき，計画や方法などについて声に出さなくとも内言語により考え，その考えに沿って実行します。人が何かを感じるとき，必ず外から，あるいは内からの刺激を言葉にして，その刺激についてあれこれと内言語を用いて考えます。ストレスを強く感じ，心や体の健康を害する原因の一つに，非合理な自分の負担となる内言語があります。このような内言語を変化させ，心や体の健康を取り戻し，社会適応を容易にする「認知の再構成」という認知行動療法があります。認知の再構成とは，ストレス反応の原因である自己の内言語を変化させ，自分の否定的，非合理な思考の影響について理解を深め，心と体の健康を保つ内言語に置き換える方法です。「認知の再構成」にはレッスン9で紹介したベックの認知療法とともに，「エリスの論理情動行動療法」があります。「論理情動行動療法」に基づくストレス対処法のトレーニングをこのレッスン10では行います。

非合理的な考え方

私たちの意識の世界では絶えず，思考するために内言語を用いて，外界の刺激について表現したり，解釈したり，自問自答したりしています。内言語が合理的なものであると精神身体的に健康で，社会に容易に適応することができます。内言語が非合理的で，現実離れをしていると，ストレス耐性度が低くなり，精神的，身体的ストレス反応が起こりやすくなります。

非合理な内言語である「誰にでも好かれなければならない」について考えてみましょう。「誰にでも好かれる」のは素晴らしいことですが,「あちらを立てればこちらが立たず」で現実的ではなく,好かれるために何でも人の言う通りにしなければならないとしたら非合理としか言えません。人から嫌われることはストレッサーとなる状況ですが,嫌われたことのない人はいないはずです。

「私は嘘を絶対につかない」という内言語についても考えてみましょう。人は苦し紛れに,嘘をついてしまうことがあります。また人を傷つけないためにつく嘘である「ホワイトライ」は,人間関係において必要なことかもしれません。「決してしない」という考え方では,一生に一回も嘘をつくことができません。

こうした非合理な考えには,**「明らかな認識の誤り」**,**「『……でなければならない』,『……べきである』といった完全主義的な考え方」**,**「あいまいな内言語」**に基づくものもあります。明らかな認識の誤りとは,初めて人を紹介されて「この人には好かれないだろう」,飛行機が乱気流に巻き込まれたとき「この飛行機は墜落する」などと考えることです。完全主義的な考え方とは,「一度始めたことはどんなことがあっても,最後までやり通さなければならない」といった考え方です。あいまいな内言語とは,「頼りになる人がそばにいなければ生きられない」といった漠然とした考えで,より現実的で健全な内言語は,「頼れる人がいることは心強いが,絶対に必要なわけではなく,自分ひとりでも何とかやって行ける」といったものです。「拒否されることは,耐えられない」といった内言語はあいまいで,現実的内言語は「拒否されたときには,不快で,悔しくて,一時的に間が悪く感じる」などです。あいまいな内言語のもう一つの例は「家族サービスをしなければならない」で,現実的内言語である「週末は家族と一緒に食事をしよう」に変えると具体的行動に結びつきます。

非合理な考え方を世の中の現実にあった考えに変えて行く方法である「エリスの論理情動行動療法」は,認知行動療法の１つの技法です。「論理情動行動療法」では,“出来事に対して私たちが抱くいろいろな感情は,その出来事の性質そのものに影響されるのではなく,その出来事に対しての私たちの考え方が影響している”としています。内言語が“出来事に対しての私たちの思考”で，この内言語が合理的なものか非合理的なものかにより，その出来事に対して抱く感情が異なってきます。出来事そのものの性質ではなく，“自分の考え方”が，不安，怒り，抑うつといった精神的ストレス反応を引き起こしているわけです。“自分の考え方”は，自分の支配下にあり，自分でコントロールすることができます。

10の代表的非合理な考え方

以下にエリスが指摘した10の非合理な信念に基づく考え方の例をあげ，それぞれの問題点について説明します。

1．**「誰からも，いつも好かれ，愛されなければいけない」**という考え方は，人生において出会うすべての人を喜ばせることは不可能であるという点で非合理的です。また，基本的には好きで認めてくれている人でも，時には認めてくれない場合もあります。この種の考え方をする人は，いつも人の顔色を窺い，好かれるために自分を犠牲にして何でもするようになります。また，嫌われたくないために，自分の真の姿を人に見せることができず，いつも相手に気に入られる行動をし，人にふりまわされて不幸になる場合があります。

2．**「何をしても大変有能でほとんど完璧でなければならない」**といった考えの人は，避けることができない失敗に対しても自責の念を持ち，自信がなく，低い自尊心を持つことになります。そして，完全主義的要求水準は，配偶者，家族，友人にまで適応され，対人関係に不満を抱きやすくなります。何か物事を始めるときには，強い不安や恐怖心を抱きがちです。

3．**「ある人はよこしまで卑劣な人間であり，罰せられなければならない」**という考え方は非現実的で，生まれたときから存在そのものが，邪悪な人間はいません。人から邪悪，よこしま，卑劣とみなされる人は，おろかで無知であるに過ぎません。そんな人にもどこかに長所があります。

4．**「予測していたとおりに物事が進まないと不安になる」**は，幼児性の高い人に見られる考えです。予定を変更しなければならないどんな不都合，問題，失敗に遭遇しても，「どうしてこんなことが自分に起こるのだろう。我慢できない」と考えます。ストレスとなる出来事があると必ずストレス反応が生じるタイプの人です。

5.「**外的な出来事が不幸の原因であり，そのことに対して不安や抑うつ的感情を抱く**」という考えは，外的な出来事をコントロールして自分の望むように変えることができれば，悲しみを避けて，幸福になれるといった信念に基づいています。出来事や他人の行動をコントロールすることには限界があり，他人を自分の思い通りにしようとすれば，失望して慢性的不安や不幸な感情を抱くこととなります。人の行動や出来事そのものでなく，その解釈が好ましくない感情を引き起こすのですから，変えられない外的状況はその解釈を自分にとって有利なものに変えてしまえば，不快な感情を抱かないで済みます。人の考えや行動を変えることは困難ですが，自分の考えを変えることにより，心の安定を保つことはできます。

6.「**未知の不確実なことは，何に対してもおそれや不安を抱くべきである**」という考えは，少しでも不安材料があればいろいろと心配をすることにつながります。最悪の状況を想像して，その光景を何度も繰り返して思い浮かべるようになります。不確実な事柄に対して不安を募らせて行き，不安感が先行して問題の対処を容易に行えなくなり，ストレス反応が生じることになります。不安は現実的な危険に対して抱くのであれば健康的ですが，根拠のない不安感は心の健康を害します。

7.「**困難なことや責任の重いことは避けたほうが楽である**」という考えは多くの人が行う自己対話です。面倒な仕事を避けるために，私たちはいろいろな言い訳をします。確かに困難な責任の重いことは避けたほうが楽ですが，それでは自分の望むことを達成させるのは難しくなります。他人があなたの望みを叶えるために行動してくれることなどめったにありません。

8.「**自分より偉い人や強い人に頼る必要がある**」という考えは，誰かに頼らないと生きて行けないという考えに陥らせます。自分ひとりでも何かを達成できるという自信，自分には能力があるという自尊心は失われて行き，さらに，助けてもらうために依頼人や強い人の言いなりになりがちです。他人の想いのままに行動しなければならない自分がストレッサーとなりストレス反応が生じます。

9.「**現在は過去により大きく影響されていて，変えることは難しい**」という考えも問題です。過去にある行動をしたからといって，現在や将来の同じ状況で同じ行動をしなければならないことは全くないということです。

また，人生の分岐点で進んだ道が間違っていたと感じ，その選択がその後の人生を困難なものにしていると考えたとします。来る日も来る日もその選択について嘆いても，精神身体的ストレス反応が起こり，不健康になるだけです。現状が同じであれば，考え方を変えて気持ちを安定させ，多少ともより健康的に過ごした方がよいではありませんか。

10. **「幸福とは何もせず，受身で，変化なく，楽に過ごせることである」**は，極楽や桃源郷にいれば幸せになれるという考え方です。この世にそんな所はなく，ないものねだりをしていれば，ストレス反応が生じます。苦労して何かを達成することに喜びがあり，苦労の後にゆっくりとした一時を過ごすことが幸福感につながります。

以上の 10 の非合理な考え方は代表的なものであり，私たちはこれら以外にも非合理な考え方をしているかもしれません。不安，怒り，罪悪感，気分の落ち込み，無力感を感じた状況を思い起こして，そのときの自分の考え方について分析してみると，非合理に考えていることに気づくかもしれません。しかし，内言語は自動的で，あっという間のことで，完全な文章として気づくのはなかなか困難です。このため不快な出来事そのものが，不快感を引き起こしているように思ってしまいます。しかし今まで述べてきたように，出来事そのものではなく，その出来事に意味づけし，解釈する自分の考えがいろいろな感情を引き起こしているのです。

非合理な考え方の自己診断

非合理な考えが，否定的な感情，不幸に感じること，精神的・身体的ストレス反応の原因であることを説明してきました。次に，非合理な考え方についての心理質問表をあげてあります。あまり考えすぎずに回答して，自分の非合理な自己対話についての理解に役立てて下さい。

HP

非合理な考え質問表

各項目について意見が一致する場合は「はい」，そうでない場合は「いいえ」と回答してください。

1．尊敬されなければならない　はい・いいえ
2．うまくできないことは避ける　はい・いいえ
3．多くの邪悪な人間が，当然受けるべき罰を受けないでいる　はい・いいえ
4．挫折するとすぐにくじけてしまう　はい・いいえ
5．どのような境遇にあっても，人は望めば幸福になることができる*　はい・いいえ
6．いつも何かにおびえている　はい・いいえ
7．うんざりするような仕事はなかなか片付けることができない　はい・いいえ
8．重大な決断をするときには権威者に相談する　はい・いいえ
9．過去の影響をなくすことはほとんどできない　はい・いいえ
10．面倒なことは避けて，できるだけ楽に過ごしたい　はい・いいえ
11．人に認められることは重要なことである　はい・いいえ
12．失敗は許されない　はい・いいえ
13．ひどい目に遭う人は，当然のことをしている　はい・いいえ
14．物事を冷静に受け止められない　はい・いいえ
15．いつまでも怒りや落胆を感じているのは自分が原因である*　はい・いいえ
16．心配事があると他のことが手につかない　はい・いいえ
17．重大な決断は先延ばしにする　はい・いいえ
18．誰でも手助けや助言をしてくれる人に頼ることが必要である　はい・いいえ
19．蛙の子は蛙である　はい・いいえ
20．平穏で楽な生活を送りたい　はい・いいえ
21．誰からも好かれたい　はい・いいえ
22．すべてのことにおいて成功しなければならない　はい・いいえ
23．非難される人はそれに値することをしている　はい・いいえ
24．好ましいと思えない現状を受け入れることはできない　はい・いいえ
25．みじめに思う人は，自分が原因を作っている*　はい・いいえ
26．いろいろな困難な状況を想定して対処の方策を考えている　はい・いいえ
27．困った状況になると逃げてしまう　はい・いいえ

28. 人は誰かに依存しないと生きられない　はい・いいえ
29. 違う環境に生まれていたら，もっと理想の自分に近づけたと思う　はい・いいえ
30. 南の島に行って永遠に海辺でごろごろしていたい　はい・いいえ
31. 他人の考えに反対意見を言うことはできない　はい・いいえ
32. 自分より優れた人がいると我慢できない　はい・いいえ
33. モラルのない人は厳しく罰せられるべきである　はい・いいえ
34. 自分がいやだと思うことに，非常に心を乱す　はい・いいえ
35. 出来事そのものより自分の解釈が気分を落ち込ませる＊　はい・いいえ
36. 将来についてすごく心配している　はい・いいえ
37. 責任を持つことは好まない　はい・いいえ
38. アドバイスしてもらうことが問題解決を楽にする　はい・いいえ
39. 過去の決断について後悔している　はい・いいえ
40. 仕事をまったく止めてしまいたい　はい・いいえ
41. 人が自分のことをどのように思っているかとても気になる　はい・いいえ
42. 間違えると，気が動転してしまう　はい・いいえ
43. 不正をしている者にも雨の恵みがあることは許せない　はい・いいえ
44. いやなことがあると，平静でいられない　はい・いいえ
45. みじめな気持ちが長く続くわけはない＊　はい・いいえ
46. 死や病気についてよく考える　はい・いいえ
47. 不快な仕事はなかなか行うことができない　はい・いいえ
48. 他人が配慮してくれることを期待している　はい・いいえ
49. 過去の経験がいつまでも自分に影響する　はい・いいえ
50. 何もしていないとき以外ゆっくりした気分にはなれない　はい・いいえ

「はい」の回答は１点に数えます。ただし，「*」マークが文末についている項目は「いいえ」の回答を１点に数えます。さらに，１の位が１の項目（1，11，21，31，41，51,），２の項目，３の項目，４の項目，５の項目，６の項目，７の項目，８の項目，９の項目，０の項目の 10 の群ごとに点数を合計し記入します。

１（1，11，21，31，41 の合計）＝　　２（2，12，22，32，42 の合計）＝
３（3，13，23，33，43 の合計）＝　　４（4，14，24，34，44 の合計）＝
５（5，15，25，35，45 の合計）＝　　６（6，16，26，36，46 の合計）＝
７（7，17，27，37，47 の合計）＝　　８（8，18，28，38，48 の合計）＝
９（9，19，29，39，49 の合計）＝　　10（10，20，30，40，50 の合計）＝

１から 10 の得点までの各得点が高いほど，126~128 頁の１から 10 に説明した非合理な考えを強く持っていることになります。

非合理な考え方を合理的な考え方に変える

「……は耐えられない」，あるいは「……べき」と言った内言語が，二大非合理的考えです。自分の経験を悪夢のようだと解釈することで，「耐えられない」という内言語が生まれ，不安感に襲われます。「……べき」といった内言語は，自分が決めた道筋，価値観，基準があり，そこから外れることは許せないという考えから生まれます。非合理な内言語を生み出す法則があり，この法則を理解すれば非合理な内言語は，現実的，合理的，健康的な考えに修正することができます。以下に非合理な内言語の５ステップ修正法を説明します。自分について，非合理な考えをしているかどうか分析してみることから始めます。非合理な考え方をしている場合は，どこが非合理であるか分析し，適応的で柔軟な考え方ができるようにします。

ステップ１：不快な出来事を選択

日常生活において不快な感情を引き起こしている状況を選択します。いやな気持ちになったときの状況について，その出来事が起きたときの事実にしたがって書いてみます。客観的事実だけを記述することが重要です。推測，主観的印象，価値観による判断はしないようにしてください。さらに，この出来事に直面したときの，気持ち，感情について，一言か二言で表現してください。例えば，不安，怒り，気分の落ち込み，無力感，恐れなどです。

例）
出来事：就職試験の面接で緊張して，思ったことが言えず，不合格の通知が来た。
感情：気分が落ち込んだ。不安になった。

ステップ２：選択した出来事での内言語

記述した出来事について内言語，つまり自分の考えを書いてみます。自分の主観的価値判断，推測，確信，予想，心配など何でも記述します。非合理な内言語の自己診断において判明した自分の非合理な考え方を参考に，できるだけたくさん非合理な考えを書くようにしてください。

例）
非合理な内言語
「しばらく夜眠れないのではないか」
「将来についての不安が強くなるのではないか」
「就職できないで，フリーターになってしまうのではないか」
「就職試験を受けるたびに緊張して，面接で失敗するのではないか」
「私は誰からも好かれない人間だ」
「何をしてもだめな人間だ」

ステップ３：非合理な内言語の選択

記述した非合理な内言語の中から１つを選び，その考えについて分析します。

１．現実的な考え方に変えたい内言語を選択する。
例）「就職できないで，フリーターになってしまうのではないか」を選択。

２．選択した内言語に合理性があるか，現実的かどうかを考えます。非合理的，非現実的な点をいくつも書きだします。
例）合理性はなく，現実的ではない。
非合理的，非現実的な点は，以下のようなことがあげられます。
・あの会社の就職試験に落ちても，どこにも就職できないことなどない。
・生きている以上，希望が叶わないことはある。誰でも，試験に落ちることはある。
・自分の努力が足りないからで，フリーターに結びつけるのは早急だ。

・就職試験に落ちるのは，原因がある。その原因についてよく考えてみよう。
・試験を受けるたびに合格すれば気分は良いが，本命でない会社の入社試験に受かっても何の意味もない。
・不合格だったことで落胆するけれど，まだいくつもの入社試験を受けることができる。
・欲求不満や落胆は1つの失敗に対する一時的なもので，未来永劫続くものではない。

など。

ステップ4：合理的，現実的内言語を考える

非合理的内言語を抱いた状況についての合理的，現実的内言語を考えます。これまで実行してきたステップで選択した出来事についての内言語が，非合理的，非現実的な考え方であることがよく理解できたと思います。今度は同じ状況について，合理的，現実的な考え方をしてみます。さらに，合理的な考えをしたときの気持ち，感情について，一言か二言で表現してください。

合理的内言語　「本命の入社試験に合格したときに，今回の会社を断るのが困難かもしれないので，経験を本命の試験に生かそう」

感情　ほっとしてもいる。

合理的内言語　「初めての就職試験で緊張してしまった。本命の会社の試験はまだ先だから，今回の失敗を生かして面接の練習をしよう」

感情　落胆が減少，希望が持てる。

合理的内言語　「ハローワークに行って，就職に関連する情報を集めてみよう」

感情　安心

就職試験の例を用いて非合理な内言語の修正をステップごとに紹介しましたが，昇進試験，個人的関係における提案の拒否など，さまざまな場面に応用できます。自己診断で非合理な考え方をしている結果が出た方は，ぜひ考え方を合理的で，適応的で柔軟なものに変える練習をしてみてください。

怒りのコントロール

前述の「非合理な考え方を合理的な考え方に変える方法」を用いることで,怒りのコントロールが可能です。レッスン１のイメージ・リラクセーションを併用すると，さらに効果が上がります。怒りは「社会は自分の希望通りであるべきだ」,「このような状況であるべきではない」といった非合理な考えから生じます。このような「べき」という考えを現実的考えに変えることにより，怒りを静めることができます。さらに，怒りがある特定の人間や変えることができない状況に向けられているときは，冷静になって世間の現実を直視することが大切です。

変えられるのは,自分の考えや行動だからです。怒りを静めるには自分の考えや行動を変えるしかありません。特に，他人を変えることは，非常に困難です。現代人は，人と競争して，どんなことをしても勝ち，人の持っているものはなんでも手に入れたいと思い，そうすれば幸せになれると考える傾向があります。このような期待が,怒りの原因だとされています。人生において，誰かと競争することで何かが得られるわけではありません。人に勝って何かを手に入れることが人生の目的ではなく，自分の人生の目標を達成する自己実現が人生の目的です。非合理な考え方を合理的な考え方に変えることにより，怒りを減少させることができます。

第5部
良い人間関係は
ストレス解消にやくだつ

レッスン11

人に支えてもらう
——ソーシャル・サポート

人に面倒をかけてはいけないでしょうか？　助けてもらってもよいときもありませんか？　ソーシャル・サポートは人からの支えで，他者の支えがあると他人に好意を持ち，家族，他者によい感情を抱き，他人から受け入れられていて，他人はよくしてくれると感じることができます。ソーシャル・サポートはストレス心理学者のサラソンのストレス研究において，ストレス耐性要因，あるいはストレッサーの影響を弱める緩衝要因として最も注目を浴びています。離婚，配偶者の死，重い病気にかかったときなどの強いストレッサーに直面したとき，一人で乗り越えるより人の支えがあった方がストレッサーへの耐性度が高くなります。配偶者，友人，親戚，所属団体など，多くのソーシャル・サポートを持っている人が，ストレスに関連した病気にかかりにくく，長生きすることが報告されています。

ソーシャル・サポートとは

ソーシャル・サポートとは，私たちが周囲の人々からどのような支援を受けることができるかという社会的資源の１つとされています。ソーシャル・サポートがない人は，虚血性心疾患，潰瘍，がんなどにかかりやすいとされ，事故，自殺，精神科への通院，不登校なども多く報告されています。ソーシャル・サポートがあることは，病気の予防にとっての最良の薬といっても過言ではありません。「ソーシャル・サポート」は人間関係から得られる支援の質および量に関する本人の認識で，その人間関係から得られる恩恵であって，「精神的支え」，「自尊心の確立」，「情報やフィードバックの供給」，「有形の援助」が含まれています。

精神的支えには，親密さの感情，安心感，保護されている感覚，共通の趣味や娯楽を共にする集団への所属の感覚などがあります。自尊心は，このような精神的支えおよび自分の能力を認めてもらうことによる存在価値の保証を通して確立されます。情報やフィードバックの供給についての例をあげれば，職探しをしている時に求人の情報を教えてくれたり，履歴の書き方や面接についてのアドバイスをしてくれたり，知り合いの会社を紹介してくれたりがあります。相談したことに対して的確に返答してくれることも情報やフィードバックの供給です。

有形の援助は，お金や物を貸してくれたり，送り迎えをしてくれたりなどがあげられます。したがって家族においては，日常生活で多くの有形の援助をお互いに行っていることになります。

ソーシャル・サポートを提供している人々は，家族，友人，趣味の仲間，仕事仲間，職場関係者，近隣の住人，同窓生などです。ソーシャル・サポートは加齢に従ってその中心が変化します。児童期までは家族，青年期になり友人が多くを提供してくれ，成人期になると恋人，配偶者がその中心となります。さらに高齢者にとっては，子どもがソーシャル・サポートの多くを提供してくれます。

あなたのソーシャル・サポート

ソーシャル・サポートはいろいろな方法で評価され，友人・隣人・同僚との関係やその満足度，問題が起こった時に相談できる人とその援助への期待度，家族・親戚・友人・仕事・地域における関わり合いの程度，家族関係や仕事関係における密着度・情緒的交流・争いから見た関係の質についての指標などにより測定されています。

うつ症状や自殺の多くは，ソーシャル・サポートが少ない人に見られます。さらにソーシャル・サポートが著しく低い人には，免疫細胞の減少による免疫機能の低下が認められ，身体的病気が発症しやすくなるという報告もあります。したがって，一人暮らし，親戚付き合いがなく，友人が少なく，社会活動に参加せず，所属団体がないソーシャル・サポートが少ない人の寿命は，多い人に比較して短くなります。ソーシャル・サポートが健康や長寿命になぜ貢献するのかについては，明らかにされていません。ソーシャル・サポートを多く持てる人は，ストレス対処に役立つ有形無形の資源を有効に活用できる社会的能力を持っているからストレス耐性度が高いとも考えられ，ソーシャル・サポートのストレッサー耐性を高める効果はその人間関係にあるのではなく，ソーシャル・サポートとなる人間関係を形成できる社会的能力にあるのかもしれません。何が貢献するかはともあれ，ソーシャル・サポートを多く持っている人は健康で長生きする事実は間違いないようです。

あなたのソーシャル・サポートの状態を知る方法を紹介します。

HP

次にあげた7つの質問について恋人または配偶者，配偶者以外の家族，友人，親戚それぞれが，どのようにしてくれるか，5段階（1—ちがう，2—たまにそうだ，3—時々そうだ，4—だいたいそうだ，5—いつもそうだ）で回答してください。

	恋人／配偶者	家族	友人	親戚
喜びや悲しみを分かち合える				
問題を話すことができる				
心の支えになってくれる				
なぐさめてくれる				
何かと気づかってくれる				
困ったときに支えになってくれる				
困ったときに助けてくれる				
				合計＝＿＿＿＿＿

最高得点は140点です。140点に得点が近いほどソーシャル・サポートを提供してくれる人が多く，その質が高いと言えます。得点が平均して低かったり，偏っていたりする場合は，その人間関係を充実させるために行動を起こしてみてはどうでしょうか？　レッスン4，レッスン5，レッスン12が参考になります。

ソーシャル・サポートとストレス対処

ストレスとなる出来事の精神身体的健康に対する影響を弱める働きをする要因として，人の配慮や情緒的支えがあげられます。離婚，配偶者の死，重い病気にかかったときなど，一人で乗り越えるより人の支えがあるとストレス耐性度が高くなります。配偶者，友人，親戚，所属団体など，多くのソーシャル・サポートの資源を持っている人が，ストレスに関連した病気にかかりにくく，長生きすることが多くの研究により指摘されています。

ソーシャル・サポートは人に自尊心を維持させる働きをし，自尊および自信の感情を保つことができる状態では，人はストレッサーに対して有効な対処を行うことができます。ソーシャル・サポートは，ストレッサーに対処して行くときの自信の源となるだけでなく，ストレッサーへの対処を容易にする情報やアドバイスを提供する役割も果たします。人との交流は，金銭的，物質的援助を提供するだけでなく，精神を安定させて問題への対処能力を高めることになります。ソーシャル・サポートはいろいろな方法で，無力感を減少させ，問題に対処して行く自分の能力に対する自信を増強させる効果を発揮します。

ストレス耐性度は，ストレスとなる出来事を共有する人がいる場合に高くなるとされています。阪神大震災について考えてみましょう。災害直後，人々は苦難を乗り越えるために協力し，個人の不安や欲求不満に関する訴えが前面に押し出されることは少ない状態でした。地震の被害を多くの人が共有している状態では，学校の体育館での不自由な生活も大きなストレッサーとして感じないからだと言えます。しかし，仮設住宅における高齢者の孤独死などの報道がなされ始めたのは，災害への応急的処理がなされ，神戸の復興のめどが立ち，被災者が自分の生活を立て直すことに一生懸命になり始めた時期からでした。それぞれが新しい生活を始めると，新生活における問題は個人で解決して行かなければならなくなります。これまでの近所付き合いがソーシャル・サポートの資源である一人暮らしのお年寄りは，仮設住宅ではソーシャル・サポートがほとんど得られない状況となり，ストレス耐性度が著しく低下して，病に倒れて行きました。これらの現象は，地震だけでなく，台風，洪水，戦争などの地域災害で認められることが報告されています。今回の東日本大震災でも同様のことが予想されます。

よい人間関係はソーシャル・サポートの資源となり，ストレッサーへの対処の助けとなりますが，時には家族や友人がストレスの原因になったり，ストレスを強めたりする場合もあります。例えば，姑の介護を同居しながら続けている女性に対して，時々母親の好きなものを持ってお客様のように尋ねてくる小姑たちの存在は，姑の介護をより強いストレスとなる状況にしてしまいます。朝から晩まで，特別な食事を作り，食事の介助をし，排泄の面倒を見て，大量の汚れ物の洗濯をする介護は大変です。介護に対して「毎日大変ですね。おかげで気持ちよく過ごせているようですね。いつもありがとう」といった感謝の気持ちや苦労の理解の表現による精神的ソーシャル・サポートあるいは，１週間に１日は母親の介護を変わってこの女性に自由な時間を提供する物質的なソーシャル・サポートがあれば，介護のストレス度も低くなります。ストレス耐性度を高めるよい人間関係，よいソーシャル・サポートを確保することを心がけてください。

レッスン12

思いやりと運命を切り開く考え方
――社会的興味

社会的興味は,「愛情にあふれる人間関係を築くことを大切にする精神」,「相手を思いやる心」の大切さを訴えています。社会的興味は共感，協調などに代表される他者との調和を保った交流と関係が深く，他者から支持されている感覚や仲間意識を生み出します。他人に好意を持ち，家族，他者によい感情を抱き，他人から受け入れられていて，他人が好意を抱いていると感じることができる点で，レッスン 11 で紹介したソーシャル・サポートとも類似の特性です。社会的興味がない人は，疎外感，おそれ，無力感，敵意に満ちた世界に住んでいる感覚を持つようになります。支持されている感覚を助長させる社会的興味は，自己の存在価値を確信させ，心と体の健康を促進させます。社会的興味は，深層心理学者 アドラーの人格理論における要となる概念です。社会に適応した生活を送るためには，必要不可欠な特性で，ストレス耐性度を高める重要な役割を果たします。このレッスンでは，思いやりの心を育む社会的興味と運命を切り開く考え方であるローカス・オブ・コントロールを取り上げます。

社会的興味とは何か

社会的興味は，自分以外の者へ興味を持ち，心遣いをする価値観に特徴づけられます。自己中心的あるいは自分第一と考えることと正反対の傾向ですが，自分に対して興味を持つことと相対する特性ではありません。アドラーは社会的興味を明確に定義することを好まず，いくつかの心理学の主流となる理論を用いて社会的興味の概念を構成させていて，理解や同一視といった認知，同情や共感といった情緒，要求や努力といった動機づけ，協調や貢献といった行動の各心理学理論で説明しています。

人と協調できて，共感することができ，社会の福祉に貢献していることが社会的興味の実行と大きく関連していますが，社会的興味とは人のために尽くすことだけではなく，もっと広い意味を持っています。社会的興味の狭義の定義は「他者に対する配慮」ですが，広義の定義は「自分以外のものへの関心」で，自然を愛し，芸術に親しみ，科学の発展に貢献すること，宇宙全体を考える姿勢なども含まれます。

あなたの社会的興味度は？

社会的興味は，精神身体的健康を維持することに欠かせない人格特徴で，自分以外のものに対して興味を持ち，その対象に配慮を示すという価値観です。社会的興味は，人への認識，理解，同一視，感情移入，共感，衝動の抑制，努力，協調，貢献の心理的要因に影響を及ぼし，自己中心的にならず，自分以外のものへの関心を高めることで環境への適応を促進させ，精神身体的健康を維持することに役立ちます。

社会的興味はストレス耐性度を高める役割を果たします。社会的興味の強い人は，人生におけるいろいろな出来事をストレッサーとして感じにくく，また，不安，抑うつ，怒りといった感情を抱きにくいことも報告されています。さらに，同じようなストレッサーを経験した場合，社会的興味の低い人は，高い人に比較して精神的健康を害しやすいという結果も示されています。社会的興味は，ソーシャル・サポート，積極的な問題解決への姿勢，人生の目標の確立，問題の過小評価と強い関連があり，ストレス状況にあっても健康を維持することが容易な特徴であるとされています。

アドラーは，人は自分の社会的興味の実現を妨げる生活様式や不適切な目標を立てているために，人生においていろいろな問題に直面するとしています。後の社会的興味スケールを用いた研究においても，このアドラーの考え方が実証されています。 HP

次に示す10のペアになった単語の一方は社会的興味を表す特徴で，他方は好ましさが同等の社会的興味ではない特性をあげています。自分にとって大切である特性を選択してください。

社会的興味スケール

親切⟷勘がよい	敏腕⟷尊敬される
知的⟷思慮深い	機敏⟷協調的
有能⟷忍耐強い	想像力に富む⟷頼りになる
信頼される⟷博識	思いやりがある⟷賢い
寛容⟷礼儀正しい	同情できる⟷独立独歩

次にペアになった特性の一方を記述してあります。その特性と自分が選択した特性が一致している項目数を数えてください。その数が社会的興味度を表します。

親切	尊敬される
思慮深い	協調的
忍耐強い	頼りになる
信頼される	思いやりがある
寛容	同情できる

一致する項目数　社会的興味度スコア＝＿＿＿＿＿

いろいろな職業や立場の人を対象に社会的興味スケールを用いて研究が行われており，職業や立場の違いで社会的興味の得点間に相違があることが報告されています。刑務所の受刑者，精神科の外来患者，福祉活動のボランティア，教会の信者，修道院の尼僧における社会的興味得点の比較では，刑務所の受刑者の得点が最も低く，次いで精神科の外来患者，福祉活動ボランティア，教会の信者，修道院の尼僧の順で，受刑者の平均得点は4点，精神科の外来患者の平均得点は5点，福祉活動ボランティアの平均得点は7点，教会の信者の平均得点も7点，修道院の尼僧の平均得点は9点でした。各集団における社会的興味の平均得点の差は，他人の福祉に配慮し，社会的興味の高い人は，低い人に比較して，適応的社会生活を送っていることを示しています。

社会的興味とストレス対処

アドラーの適応の概念は，現代のストレス対処に共通する点が多く，この事実からも社会的興味がストレス対処において，ストレッサーへの耐性を高める役割を果たすことが示唆されます。アドラーの適応とは問題に対して活動的および建設的に対処することで，幸福は勇気と常識を持って人生の問題および課題を処理して行くことから生まれるとしています。自己の限界や環境の厄介な出来事に対して立ち向かう意欲と，自分，他人，世間に対する現実的判断力が重要となります。このアドラーの見解は現代のストレス対処にそのまま当てはめることができ，社会的興味がストレス対処に有効な特性であることがこの点でも示されています。

不適応を引き起こす主な要因は，劣等感，自信のなさ，自尊心の低さです。これらの特性を持つ人は，人生における大きな問題を解決して成長して行く代わりに，防衛的になり，問題に立ち向かわずに回避してしまう傾向があります。また，防衛的になると，抱えている問題を現実的に解決するのではなく，自尊心を守る手段として逃避することになります。問題の解決と無関係な仕事や趣味にのめりこんだり，さまざまな精神症状に逃げ込んだりすることが逃避です。

社会的興味がどのように適応に関係しているかについても，研究されています。社会的興味を持つ人は強さを持っていて，受身にならず，現実を受け入れて，積極的に問題に立ち向かい，ストレスに対処しています。逆に言えば，受身で，回避的で，現実を認めようとしない人は社会的興味が持てないことになります。

社会的興味はストレス対処の１つの方法で，仕事，恋愛，友情，家族関係などにおけるいろいろな問題を解決するために重要な役割を果たします。社会的興味は，他人の見解や要求に関心を持ち，他人と分かち合い，協力し合う傾向を促進し，敵意，恐れ，嫉妬心を軽減します。

社会的興味は，仕事および個人的人間関係に対する高い満足度とも関係が深いとされています。社会的興味の高い人は，問題を解決して行く積極的姿勢を持っているために，「自分の人生は，努力によって変えることができる」という信念を持つことができます。この信念を持っている人は，「運命により人生は決められていて，変えることはできない」と考える人に比較して，ストレス耐性度が高いと報告されています。

社会的興味を表す言葉――親切，尊敬される，思慮深い，協調的，忍耐強い，頼りになる，信頼される，思いやりがある，寛容，同情できる――を参考に，社会的興味を高めてください。自分第一と考えるのではなく，他者に関心を持ち，配慮できる人が，ストレスと上手に付き合うことができます。人の見解や要求を理解し，人と協力し合うことができる社会的興味の強い人は，敵意，嫉妬心を上手にコントロールして，多くのソーシャル・サポートを持つことができます。他人から受け入れられている感覚は，他人に好意を持ち，よい感情を抱き，健康を高めます。

運命を切り開く考え方

ローカス・オブ・コントロールとは心理学者ロッターによる人格理論で，人の行動を統制する強化の源泉が，どの位置（ローカス）におかれているかにより個人差が生じるとしていて，自己の内部に強化のローカスを求める内的統制型と，外部からの強化を必要とする外的統制型とがあります。内的統制型の人は「運命により人生が決められるわけでなく，人生は努力によって変えることができる」と考え，外的統制型は「運や偶然に出来事が支配されている」と考えます。

内的統制型は，ある出来事に対して自分自身の行動の結果であると考える傾向が強く，雨にぬれてしまったとき出かける前に天気予報を見て傘を持ってくればよかったと考えます。外的統制型の人は，出来事は偶然や運命や他人の行動に支配されていて自分の行動はあまり関係ないと考え，雨にぬれてしまったのは運が悪かったとか，遅くまで残業させた上司が悪いと考えます。

内的統制型の人は，気分が安定していて，不安を抱きにくく，優越感，自信，自尊心が高い特性を持っています。知的で物事を合理的に処理し，慎重に行動するため社会における適応力が高く，ストレスとなる出来事に対しても耐性力が高いとされています。熱意があって，頼りになるため，他人に好感をもたれます。また，精神身体的健康度も高いことが特徴です。

外的統制型は，他者から疎外されているという感情や不安感が強く，欲求不満になると他者を攻撃する特徴があります。独断的，拒否的，洞察力に欠け，疑い深く，大きい仕事をするに当たっては他者依存傾向が強く，能力を十分発揮できずにいます。対人緊張感が強く，過敏で衝動的傾向が強く，精神身体的健康についても自己管理力が低く，健康度も低いことが特徴です。

出来事の原因について考え，失敗を繰り返さない方法を見出し，自分の行動を変えることができるため，情緒安定，自尊心が強く，高い社会適応力を持っている内的統制型の特徴をどの程度持っているか，次の質問項目に答えることで知ることができます。 HP

０－まったく違う，１－あまりあてはまらない，２－どちらともいえない，３－あてはまる，４－よくあてはまる，で回答してください。

1．不幸な出来事が起きるのは自分に責任がある　０・１・２・３・４
2．長い目で見れば努力は必ず評価される　０・１・２・３・４
3．成功の秘訣は勤勉に働くことである　０・１・２・３・４
4．努力したときには良い結果がついている　０・１・２・３・４
5．自分から働きかければ友達を作ることができる　０・１・２・３・４
6．好かれないのはうまくやって行く方法が分からないからだ　０・１・２・３・４
7．よく勉強したときには良い成績がついている　０・１・２・３・４
8．政治や社会における出来事において人は影響力を持っている　０・１・２・３・４
9．有能でもリーダーになれない人は自分でチャンスを逃している　０・１・２・３・４
10．決心すれば出来事の状況を変えることもできる　０・１・２・３・４

合計点が40点に近いほど内的統制型の傾向が強いといえます。

ストレスと上手に付き合い，ストレスを乗り越えて運命を切り開き，人生の目標を達成したいと誰しもが考えるのではないでしょうか。困難な出来事に遭遇しても運が悪いと考えたり，人のせいだと恨んだりせずに，「出来事は自分の行動の結果で，努力によって変えることができる」と考え，現実をよく分析して問題解決のために努力する内的統制型の考え方をすることも大切です。

ここで重要なことは，レッスン2で説明したように，努力目標を最初から高く設定せず，達成感が得られるように段階的に実現可能な目標を設定し，1つ1つ達成するようにします。高すぎる目標は，挫折感につながりやすく，ストレス耐性を低くします。これまでのレッスンを参考に，ストレス耐性を高めて，さらに自分の目標を達成できるようにしてください。

終わりに——
ここまで来てもストレス対処を上手にできないあなたへ

これまで，レッスン 1 からレッスン 12 まで，さまざまなストレス対処法を練習してきました。リラックスできるようになった方，問題を適切に解決できるようになった方，時間を有効に使えるようになった方，対人コミュニケーションがスムーズに行えるようになった方，より好きな自分に変わることができた方，現実的，合理的，適応的考え方ができるようになった方，よりよい人間関係を持つことができるようになった方などおられると思います。

ですが，レッスンを有効に活用できた方たちだけではないと思います。古い習慣を変えて新しい習慣を身に付けることができなかったのは，なぜなのかここで考えてみます。ただ漠然とレッスンを実行してみるのではなく，このレッスンはどうして自分に必要なのか自問自答してみてください。

- なぜストレス対処が必要と思ったのでしょうか？
- どのようなことが問題だったのでしょうか？
- 時間を割いて実行するほど，自分にとって重要なことなのでしょうか？
- レッスンを実行することよりも，時間を費やしたいことがあるのでしょうか？
- レッスンを実行することができない，障害となっていることは何でしょうか？

これまで長年にわたって習慣にしてきた行動パターン，生活習慣，問題の解決法，考え方，人との付き合い方を変えるのは容易なことではありません。レッスンのストレス対処術を実行するのは，面倒だったり，時間がかかったり，苦痛を伴ったりします。これらの理由で，ストレス対処法を実行することを先延ばしにする理由はたくさんあることでしょう。「上司から言われた仕事を何より優先すべきだ」，「家族のために，あれもこれもしなければならない」，「疲れきっていて，これ以上何もできない」，「自分のことは後回しにする」などです。このような理由からストレス対処法を実施しないことこそが，今のストレスいっぱいの生活の原因ではないでしょうか。

「仕事が一段落ついて，時間に余裕ができたら，じっくりと対処法を実行してみよう」と思っているとしたら，いつまで経ってもストレス対処法を実行できず，今のストレスいっぱいの生活を続けることになります。仕事は次から次とやってきます。「会社優先，家事優先，自分は二の次」と考え，精神，身体の健康を害してからでは遅く，結局は家族や会社に心配をかけることになります。自分を大切にできない人は，周囲の人も大切にできません。ストレス対処術の実行を先延ばしにしたくなったら，この本を買ってストレス対処法を実行したいと思った自分の状態をもう一度再確認してください。いくつかのレッスンにおけるストレス対処法が，あなたの問題を軽くし，状況をよくし，精神身体的に健康な生活を送ることに役立つはずです。

参考文献

Alberti, R. E. & Emmons, M. I. (2001) *Your perfect right: Assertiveness and quality in your life and relationship (8th ed.)* California: Impact Press.

Bandura, A. (1977) Self-efficacy: Toward a unifying theory of behavioral change. *Psychological Review,* 84, 191-215.

Beck, A. T. (1976) *Cognitive therapy and the emotional disorders.* New York: International Universities Press.

Beck, A. T. (1991) Cognitive therapy: A 30-year retrospective. *American Psychologist,* 46, 368-375.

Burns, D. D. (1980) *Feeling good: The new mood therapy.* New York: William Morrow.

Cohen, F. & Lazarus, R. S. (1973) Active coping processes, coping dispositions, and recovery from surgery. *Psychosomatic Medicine,* 35, 375-89.

Cooper, C. L. (2004) *Handbook of stress, medicine and health (2nd ed.)* . Florida: CRC Press

Crandall, J. E. (1980) Adler's concept of social interest: Theory, measurement, and implications for adjustment. *Journal of Personality and Social Psychology,* 39, 481-495.

Deffenbacher, J. (1988) Cognitive-relaxation and social skills treatments of anger: A year later. *Journal of Counseling Psychology,* 35, 234-236.

Deffenbacher, J., Story, D., Stark, R., Hogg, J., & Brandon, A. (1987) Cognitive-relaxation and social skills interventions in the treatments of anger. *Journal of Counseling Psychology,* 34,171-176.

D'Zurilla, T. J., & Nezu, A. M. (1999) *Problem-solving therapy: A social competence approach to clinical intermention (2nd ed.).* New York: Springer Publishing.

Ellis, A. (1974) *Humanistic psychotherapy: The rational emotive approach.* New Jersey: McGraw-Hill.

Padesky, C. A. & Greenberger, D. (1995) *Clinician's guide to mind over mood.* New York: Guilford Press.（大野裕監訳（2002）うつと不安の認知療法練習帳　創元社.）

Holmes, T. H. & Rahe, R. H. (1967）The social readjustment rating scale. *Journal of Psychosomatic Research,* 11, 213-218.

Heppner, P. P. & Wang, Y. (2003) Problem-solving appraisal. In S. J. Lopez & C. R. Snyder (Eds.): *Positive psychological assessment: A handbook of models and measures* (pp.127-138). Washington, DC: American Psychological Association.

Kanner, A., Coyne, J. C., Schaefer, C., & Lazarus, R. S. (1981）Comparison of two modes of stress measurement: Daily hassles and uplifts versus major life events. *Journal of Behavioral Medicine,* 4, 1-39.

Kazdin, A. E. (1994) *Behavior modification in applied settings.* California: Brooks/Cole.

Maier, N. M. F. (1970) *Problem-solving and creativity in individuals and groups.* Monterey, California: Brooks/Cole.

Masters, J. C., Burish, T. G., Hollon, S. D., & Rimm, D. C. (1987) *Behavior therapy: Techniques and empirical findings (3rd ed.).* Florida: Harcourt Brace Jovanovich, Publishers.

Mayer. J. (1995) *Time management for dummies.* New York：IDG Books.

Suinn, R. M. (1990) AMT—基本的技法．In *Anxiety management training: A behavior therapy.* New York: Plenum Press.（中野敬子訳（1996）pp123-152．In 梅津耕作監訳：不安管理訓練（AMT）—不安をのりこなす方法．岩崎学術出版社.）

中野敬子（2005）ストレス・マネジメント—自己診断と対処法を学ぶ．金剛出版.

中野敬子（2009）ケース概念化による認知行動療法 技法別ガイド—問題解決療法から認知療法まで．遠見書房.

Nolen-Hoeksema, S., & Davis, C. G. (1999）"Thanks for sharing that": Ruminators and their social support networks. *Journal of Personality and Social Psychology,* 77, 801-814

Rehm, L. P. (1977）A self-control model of depression. *Behavior Therapy,* 8, 787-804.

Rotter, J. B.（1989）Internal vs. external control of reinforcement. *American Psychologist,* 45, 489-493.

Russell, P. I. & Brandsma, J. M. (1974) A theoretical and empirical investigation of the rational-emotive and classical conditioning theories. *Journal of Consulting and Clinical Psychology,* 42, 389-397.

Skinner, B. F. (1981) Selection by consequences. *Science,* 213, 501-504.

Walker, C. E. et al. (1981) *Clinical procedures for behavior therapy.* New Jersey: Prentice-Hall.

Wolpe, J. (1982) *The practice of behavior therapy (3rd ed.)* Oxford: Pergamon.

Wolpe, J. & Lazarus, A. (1966) *Behavior therapy techniques.* Oxford: Pergamon.

索　引

た行

な行

は行

ま行

や行

ら行

本書に掲載されているストレス・チェック表などの質問票のうち，HPマークついているものは，遠見書房のホームページ（http://tomishobo.com/test/ques_menu.html）で自動計算できるようになっています。ご利用ください。

質問票02 ストレッサーとしてのハッスル

次にあげた出来事を，前の月3カ月間に体験したか否かを回答してください。さらに，経験した出来事に対しては，苦労した程度を3段階で回答します。

体験しなかった場合は0，多少苦労した場合には1，苦労した場合は2，かなり苦労した場合は3を選択してください。

全部回答が終わったら，「計算」のボタンをクリックしてください。

出来事	体験しなかった	多少苦労した	苦労した	かなり苦労した
1. 物が見つからなかったり，なくしたりした	○0	○1	○2	○3
2. 近所とのもめごとがあった	○0	○1	○2	○3
3. 家族の健康に不安があった	○0	○1	○2	○3
4. ほしい物を買うのに十分なお金がなかった	○0	○1	○2	○3
5. クレジットの支払いが大変であった	○0	○1	○2	○3
6. 両親または子どもへの送金が大変であった	○0	○1	○2	○3
7. 生活費を切り詰める必要があった	○0	○1	○2	○3
8. 食事の支度が重荷であった	○0	○1	○2	○3
9. 決断を下すことがなかなかできなかった	○0	○1	○2	○3
10. 友達との間にもめごとがあった	○0	○1	○2	○3
11. 仕事関係の人たちとの間にトラブルがあった	○0	○1	○2	○3
12. 家の修理が必要になった	○0	○1	○2	○3
13. ばかばかしい失敗をした	○0	○1	○2	○3
14. 思ったことが言えなかった	○0	○1	○2	○3
15. 病気の治療や服薬について心配した	○0	○1	○2	○3
16. 気力や体力に限界を感じた	○0	○1	○2	○3
17. 人に利用された	○0	○1	○2	○3

著者略歴
中野敬子（なかの・けいこ）
San Diego State University 臨床心理学専攻修士課程修了，慶応義塾大学社会学研究科心理学専攻博士課程修了，心理学博士，臨床心理士。慈恵会医科大学精神神経科および日本航空健康管理室の心理職，慶応義塾大学文学部非常勤講師，北海道医療大学大学院臨床心理学専攻教授，跡見学園女子大学文学部臨床心理学科教授などを経て，跡見学園女子大学名誉教授。
Journal of Clinical Psychology Consulting Editor（米国臨床心理学専門雑誌編集委員），国立精神・神経センター精神保健研究所客員研究員，宇宙環境利用推進センター閉鎖・異文化ワーキンググループ委員，Personality and Individual Differences 査読者，Psychological Reports 査読者，University of Nevada, Reno 研究員などを歴任。
主著
『ストレス・マネジメント入門―自己診断と対処法を学ぶ』金剛出版
『ケース概念化による認知行動療法・技法別ガイド―問題解決療法から認知療法まで』遠見書房
『精神医学における臨床心理学』金剛出版（共著）
『絵画空想法入門―PRT 図版による新しい TAT』金子書房（共著）
『不安管理訓練 (AMT)―不安をのりこなす法』岩崎学術出版社（共著）

ストレスのトリセツ（取扱説明書）　オンデマンド版
――自分でできる認知行動療法

2012 年 1 月 15 日　初版発行
2021 年 4 月 10 日　オンデマンド版発行

著　者　中野敬子
発行人　山内俊介
発行所　遠見書房

〒 181-0002 東京都三鷹市牟礼 6-24-12
三鷹ナショナルコート 004
TEL 0422-26-6711　FAX 050-3488-3894
tomi@tomishobo.com　http://tomishobo.com
遠見書房の書店　https://tomishobo.stores.jp/

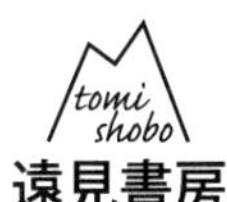

遠見書房

ISBN978-4-86616-122-8　C3011